专家与您面对面

中耳炎

主编 / 王建国　付　涛

中国医药科技出版社

图书在版编目（CIP）数据

中耳炎 / 王建国，付涛主编．-- 北京：中国医药科技出版社，2016.1

（专家与您面对面）

ISBN 978-7-5067-7919-7

Ⅰ.①中… Ⅱ.①王… ②付… Ⅲ.①中耳炎－防治 Ⅳ.① R764.21

中国版本图书馆 CIP 数据核字 (2015) 第 266015 号

专家与您面对面——中耳炎

美术编辑 陈君杞

版式设计 大隐设计

出版 中国医药科技出版社

地址 北京市海淀区文慧园北路甲 22 号

邮编 100082

电话 发行：010-62227427 邮购：010-62236938

网址 www.cmstp.com

规格 880×1230mm $^{1}/_{32}$

印张 4 $^{1}/_{8}$

字数 71 千字

版次 2016 年 1 月第 1 版

印次 2016 年 1 月第 1 次印刷

印刷 北京九天众诚印刷有限公司

经销 全国各地新华书店

书号 ISBN 978-7-5067-7919-7

定价 19.80 元

本社图书如存在印装质量问题请与本社联系调换

内容提要

中耳炎怎么防？怎么治？本书从“未病先防，既病防变”的理念出发，分别从基础知识、发病信号、鉴别诊断、综合治疗、康复调养和预防保健六个方面进行介绍，告诉您关于中耳炎您需要知道的有多少，您能做的有哪些。

阅读本书，让您在全面了解中耳炎的基础上，能正确应对中耳炎的“防”与“治”。本书适合中耳炎患者及家属阅读参考，凡患者或家属可能存在的疑问，都能找到解答，带着问题找答案，犹如专家与您面对面。

专家与您面对面

丛书编委会（按姓氏笔画排序）

王　策　王建国　王海云　尤　蔚　牛　菲　牛胜德　牛换香

尹彩霞　申淑芳　史慧栋　付　涛　付丽珠　白秀萍　吕晓红

刘　凯　刘　颖　刘月梅　刘宇欣　刘红旗　刘彦才　刘艳清

刘德清　齐国海　江　莉　江荷叶　许兰芬　李书军　李贞福

张凤兰　张晓慧　周　萃　赵瑞清　段江曼　高福生　程　石

谢素萍　熊　露　魏保生

前言

“健康是福”已经是人尽皆知的道理。有了健康，才有事业，才有未来，才有幸福；失去健康，就失去一切。那么什么是健康？健康包含三个方面的内容，身体好，没有疾病，即生理健康；心理平衡，始终保持良好的心理状态，即心理健康；个人和社会相协调，即社会适应能力强。健康不应以治病为本，因为治病花钱受罪，事倍功半，是下策。健康应以养生预防为本，省钱省力，事半功倍，乃是上策。

然而，污染的空气、恶化的水源、生活的压力等等，来自现实社会对健康的威胁却越来越令人担忧。没病之前，不知道如何保养，一旦患病，又不知道如何就医。基于这种现状，我们从“未病先防，既病防变”的理念出发，邀请众多医学专家编写了这套丛书。丛书本着一切为了健康的目标，遵循科学性、权威性、实用性、普及性的原则，简明扼要地介绍了100种疾病。旨在提高全民族的健康与身体素质，消除医学知识的不对等，把健康知识送到每一个家庭，帮助大家实现身心健康的理想。本套丛书的章节结构如下。

第一章 疾病扫盲——若想健康身体好，基础知识须知道；

第二章 发病信号——疾病总会露马脚，练就慧眼早明了；

第三章 诊断须知——确诊病症下对药，必要检查不可少；

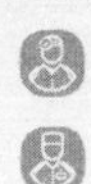

第四章 治疗疾病——合理用药很重要，综合治疗效果好；

第五章 康复调养——三分治疗七分养，自我保健恢复早；

第六章 预防保健——运动饮食习惯好，远离疾病活到老。

按照以上结构，作者根据在临床工作中的实践体会，和就诊时患者经常提出的一些问题，对100种常见疾病做了系统的介绍，内容丰富，深入浅出，通俗易懂。通过阅读，能使读者在自己的努力下，进行自我保健，以增强体质，减少疾病；一旦患病，以利尽早发现，及时治疗，早日康复，将疾病带来的损害降至最低限度。一书在手，犹如请了一位与您面对面交谈的专家，可以随时为您答疑解惑。丛书不仅适合患者阅读，也适用于健康人群预防保健参考所需。限于水平与时间，不足之处在所难免，望广大读者批评、指正。

编者

2015年10月

目录

第1章 疾病扫盲

——若想健康身体好，基础知识须知道

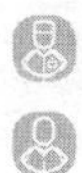

第4章 治疗疾病
——合理用药很重要，综合治疗效果好

第5章 康复调养

——三分治疗七分养，自我保健恢复早

第6章 预防保健

——加强护理，远离疾病

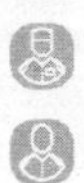

第 1 章

疾病扫盲

若想健康身体好，基础知识须知道

耳由三部分组成

耳又称前庭蜗器。包括听器和位觉器。耳可分为外耳、中耳、内耳三部分。

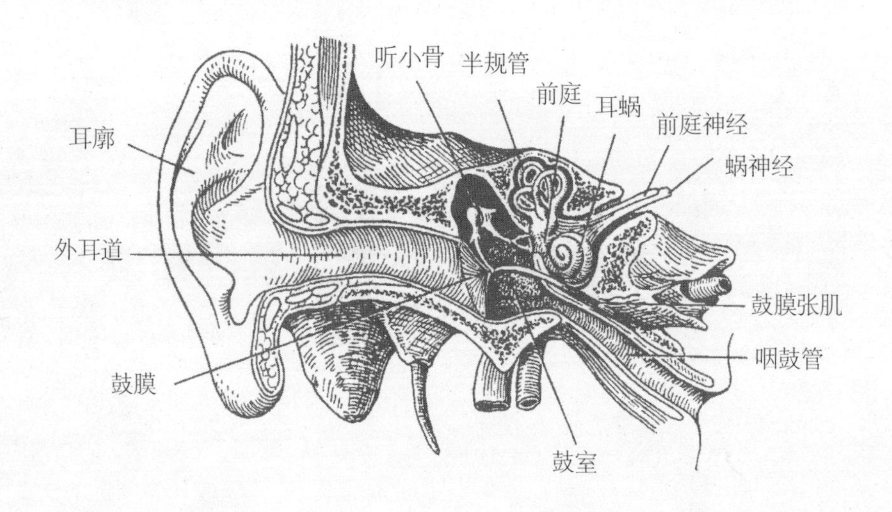

1. 外耳由耳廓、外耳道和鼓膜三部分组成，具有收集和传导声波的作用。

（1）耳廓：耳廓位于头部两侧，由皮肤和软骨组成，有收集声波的作用。

（2）外耳道：外耳道为位于外耳门至鼓膜之间的弯曲通道，具有声波共鸣腔的作用。外耳道分为外 1/3 的软骨部和内 2/3 的骨性部。外耳道的皮肤内含有耵聍腺，分泌耵聍，有清除异物的功能。

（3）鼓膜：鼓膜位于外耳道与中耳的鼓室之间，为近似卵圆形的半透明薄膜。分为前上方 1/4 部的松弛部和后下方 3/4 部的紧张部。可随声波振动并牵动中耳听骨链的活动。

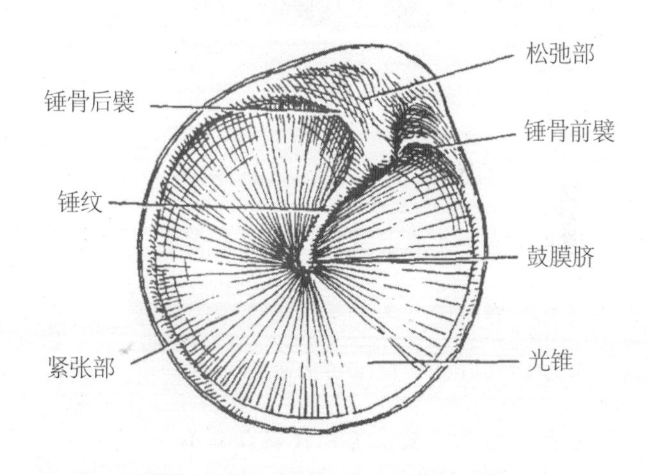

2. 中耳包括鼓室、咽鼓管和乳突小房等结构。

（1）鼓室：鼓室为颞骨岩部内含有空气的小腔隙，介于鼓膜与内耳之间，室腔内面覆有黏膜，腔内有听小骨、肌、血管、神经等。

①鼓室的6个壁

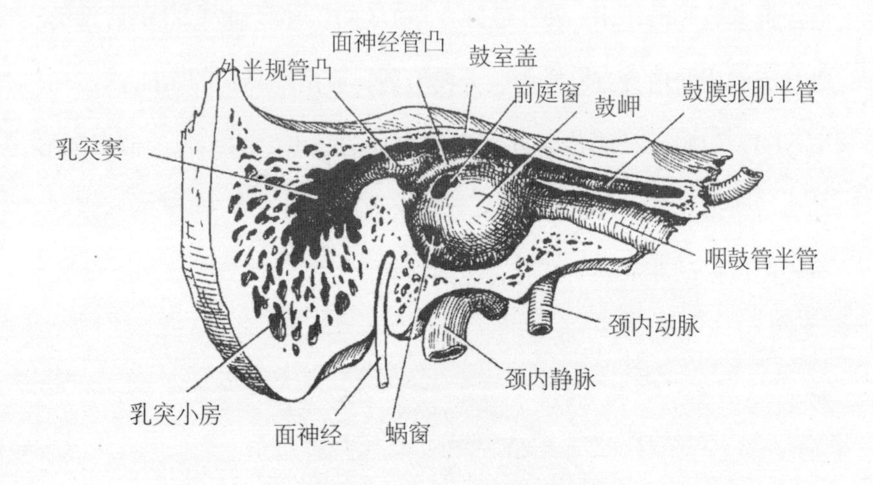

上壁：即鼓室盖，为分隔鼓室与颅中窝的薄层骨板。

下壁：又称颈静脉壁，为一薄骨板邻颈内静脉。

前壁：又称颈动脉壁，外上方有咽鼓管鼓室口。

后壁：又称乳突壁，经鼓窦口连通乳突小房。

外侧壁：即鼓膜。

内侧壁：又称迷路壁，即内耳的外侧壁，此壁后上方有前庭窗，被蹬骨底封闭；后下方有蜗窗，被第二鼓膜封闭。

②听小骨：位于鼓室腔内每侧3块，从外向内依次为锤骨、砧骨和蹬骨，其间借关节相连构成听骨链，锤骨柄连于鼓膜，蹬骨底

覆盖前庭窗，在声波传递过程中起减小振幅、增加压强的作用。

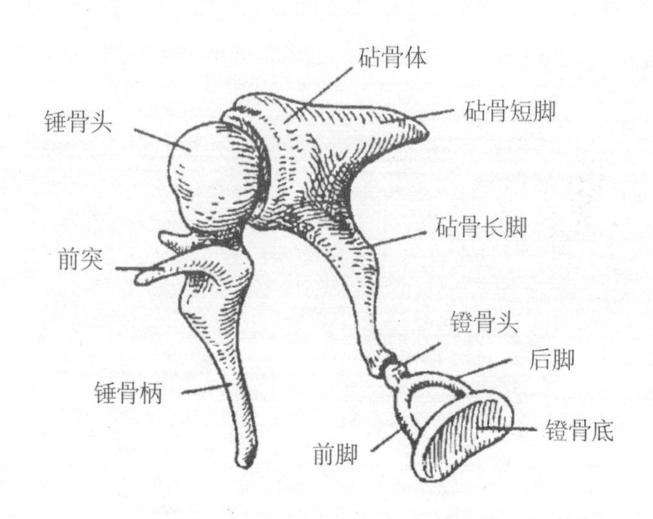

（2）咽鼓管：咽鼓管为连通咽与鼓室之间的管道。空气可经此管进入鼓室，以保持鼓室内、外压力的平衡，维持鼓膜的正常位置、形状和良好的振动性能。当咽鼓管阻塞室内空气被吸收，可造成鼓膜内陷产生耳鸣、影响听力等。成人咽鼓管长而弯曲，小儿咽鼓管短而直，故小儿中耳炎较为多见。

（3）乳突小房：乳突小房为颞骨乳突内的许多含气的小腔隙，互相连通，向前经乳突窦开口于鼓室后壁上部。

内耳又称迷路，位于颞骨岩部内。由骨迷路和膜迷路组成。骨迷路在外，膜迷路在内，两者间含有外淋巴，膜迷路内含有内淋巴，二者互不相通。

①骨迷路：骨迷路为骨质构成的骨性隧道，分为骨半规管、前庭和耳蜗三部分。

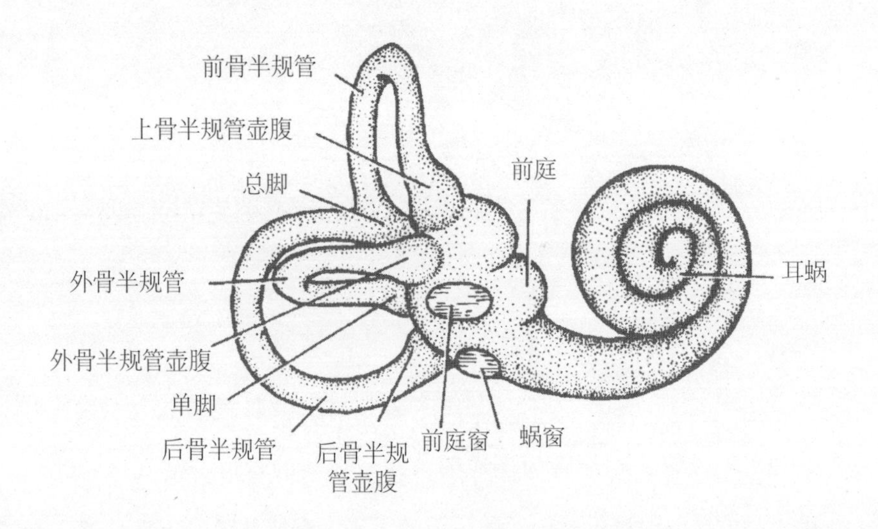

骨半规管为三个相互垂直排列的半环状骨性管道，包括前、后和外侧骨半规管，三个骨半规管借其骨脚连于前庭，骨脚的膨大部称骨壶腹。

前庭为耳蜗与骨半规管之间的膨大部分，其外侧壁即为鼓室的内侧壁。

耳蜗形如蜗牛壳，由蜗螺旋管围绕蜗轴 $2^3/_4$ 圈构成，蜗轴向蜗螺旋管内伸出骨螺旋板。

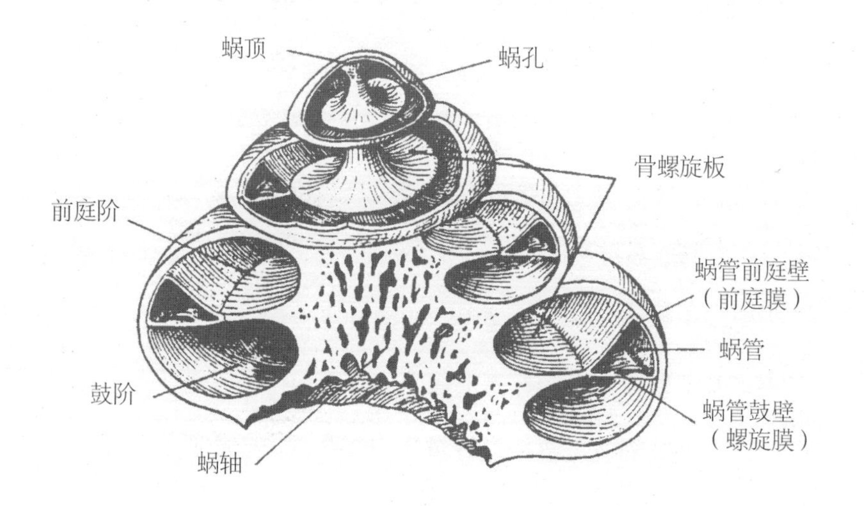

（2）膜迷路：膜迷路为结缔组织构成的小管和小囊。分为膜半规管、椭圆囊和球囊、蜗管三部分。

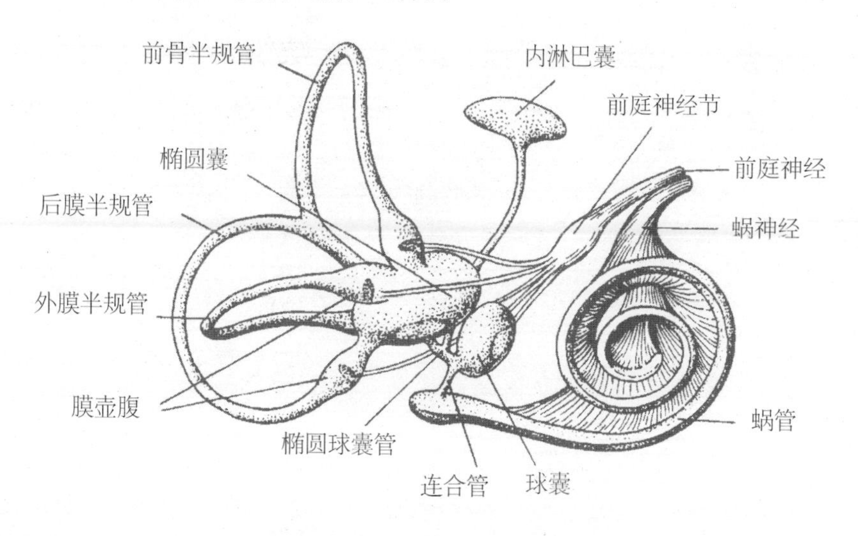

膜半规管位于骨半规管内，为结缔组织构成的半环状管道。在骨壶腹内，膜半规管相应的膨大，称膜壶腹，其内壁上有突向腔内的嵴状突起，称壶腹嵴，是位觉感受器，接受旋转运动的刺激。

椭圆囊和球囊位于前庭内，为结缔组织构成的囊状结构，其囊壁内分别有椭圆囊斑和球囊斑，是位觉感受器，接受直线运动的刺激。

蜗管位于耳蜗内，为结缔组织构成的膜性管，此管在断面上呈三角形，其下壁为基底膜，基底膜上有螺旋器（corti 器）是听觉感受器，接受声波刺激后转化为神经冲动传至脑，产生听觉。蜗管与骨螺旋板将蜗螺旋管分为上方的前庭阶和下方的鼓阶。

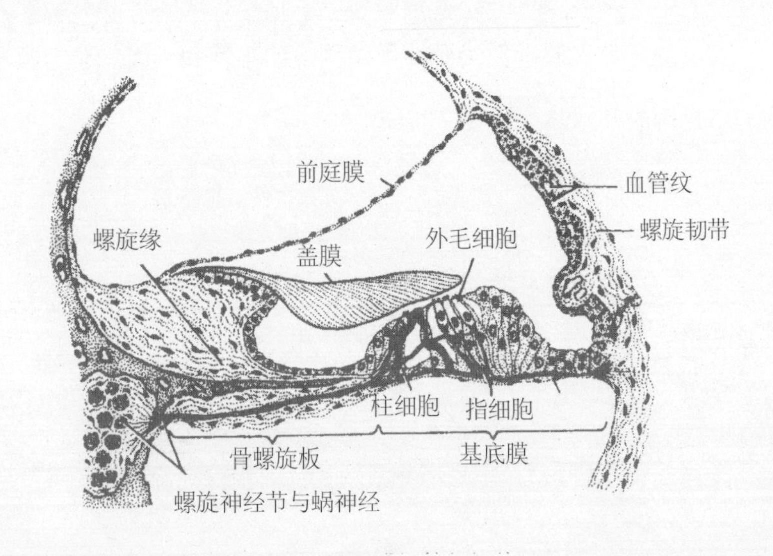

耳的功能

（1）前庭功能：壶腹嵴、椭圆囊斑和球囊斑均为人体头部位置及运动状态的感受器。当头部位置发生运动，进行不同方向的旋转时，即可引起相应膜半规管的内淋巴活动，刺激壶腹嵴感受器，而当进行变速运动时，则可刺激椭圆囊斑和球囊斑感受器；引起兴奋并将冲动传至中枢，产生不同的旋转运动和直线运动的感觉，同时还可产生各种姿势调节反射和内脏功能的变化，称为前庭反应。包括：

①姿势反射：当进行直线变速运动或旋转运动时，可刺激位置感受器而反射性的改变颈部和四肢肌紧张的强度，产生的结果常同发动这些反射的刺激相对抗，从而使肌体不可能保持在原有空间位置上，以维持姿势平衡 .

②内脏性反应：当位觉感受器受到过强或过久的刺激时，可引起一系列诸如：恶心、呕吐、眩晕、皮肤苍白，心率加快、血压下降等内脏性功能反应。部分人该现象特别明显，表现为晕车、晕船等病态。

③眼震颤：是躯体旋转运动时，出现反射性的眼球的特殊运动，在临床上可用来判断前庭功能是否正常。

（2）感音功能

①声波的传导：声波传入内耳，是引起听觉的前提条件。声波传至内耳的途径有二：

气传导：声波经外耳道引起鼓膜振动，再经听小骨链和前庭窗进入内耳。此传导途径，称气传导。气传导是正常情况下听觉产生的主要途径。当听小骨链损坏时，气传导可变为：鼓膜振动后，由鼓室内的空气推动第二鼓膜，经蜗窗再传至内耳，但其听觉敏感度将大为减弱。

骨传导：声波直接引起颅骨的振动，继而引起颞骨内的内淋巴振动，这一方式，称骨传导。正常情况下骨传导敏感性比气传导要差得多，几乎不能感到其存在。临床上可通过检查患者气传导和骨传导受损的情况，判断听觉异常产生的部位和原因。

②基底膜的振动和行波理论：当声波振动经听骨链传至前庭窗时，压力变化传给前庭阶的外淋巴，再依次传至前庭膜、蜗管内淋巴，进而使基底膜振动并使螺旋器毛细胞的听毛与盖膜相接触，毛细胞的听毛弯曲变形，毛细胞兴奋而引起生物电活动。

经观察表明，基底膜的振动是以行波的方式进行的，即振动首先在靠近前庭窗处发生，继而以行波的方式沿基底膜向蜗顶方向传播。行波频率不同时，其传播距离和最大振幅出现部位有所不同。

声波振动频率愈高，传播愈近，引起的最大波幅也愈靠近前庭窗处。反之，频率愈低，传播愈远，最大波幅出现也愈近蜗顶。引起上述振动特点的基础在于听弦的物理特性，愈近前庭窗，听弦愈短，其振动频率愈高；反之，愈近蜗顶，听弦愈长，其振动频率愈低。

什么是听阈与听力

产生听觉的刺激是声波，但其振动频率必经在一定范围内，并应达到一定强度，才能被耳蜗所感受，一般人耳可听到的频率为16～20000Hz，低于或高于都不能被听到，对于该范围内的每一种频率都有一个刚能引起听觉的是最小振动强度，称为听阈，当振动强度在听阈以上继续增强时，听觉感受亦增强，但达到一定限度时，在引起听觉的同时会产生鼓膜的疼痛感，该限度称最大可听阈，正常人在声频为1000～3000Hz时最为敏感，即听阈最低。

听力是耳听觉灵敏度的标志，临床上用分贝（dB）数来表示其灵敏度，常用测定方法有耳语试验，音叉试验，表试验和电测听计等。

助听器是一种声音的放大器，不完全耳聋（仍有残余听力）者，可借助助听器补偿听力的不足，所以助听器是改善听力困难的有效工具。

人工耳蜗则是一种能模拟人耳蜗功能的电子换能器，它可以把声讯号转换成电讯号，通过植入内耳的电极，直接刺激听神经产生听觉功能。主要适用于听力完全丧失的聋哑人。

什么是中耳炎

中耳炎是累及中耳（包括咽鼓管鼓室、鼓窦及乳突气房）全部或部分结构的炎性病变，绝大多数为非特异性炎症，尤其多发于儿童。可分为非化脓性及化脓性两大类。非化脓性者包括分泌性中耳炎、气压损伤性中耳炎；化脓性者有急性和慢性之分，特异性炎症少见，如结核性中耳炎等。常见有分泌性中耳炎、急性化脓性中耳炎及胆脂瘤型中耳炎和气压损伤性中耳炎。

中耳炎的种类很多，患者不要自己做医生

听说别人的中耳炎是怎么治愈的之后，有些患者就依葫芦画瓢，跑到药店照单抓药。在他们看来，别人的中耳炎这样治好了，自己的耳朵当然马上也能像以前一样了。这么做是否可以呢？

相对而言，这么做的效果不会太理想。中耳炎常见的有急慢性

分泌性中耳炎、急慢性化脓性中耳炎及胆脂瘤型中耳炎和气压损伤性中耳炎等类型，不同的类型需要选择不同的方法治疗。如果别人的中耳炎是感冒引起的，你的则是鼻子结构异常造成的问题，这样一来，照别人的方法治疗，对你的疾病也许有些效果，也许因此就给耽误了。

胆脂瘤型中耳炎如果不及时发现和治疗，进一步发展会造成骨质破坏，引起颅内并发症。因此，虽然这个疾病的肿瘤是良性的，也应尽快手术。

越早手术，治疗效果越好。与其他疾病一样，越到后来，胆脂瘤型中耳炎治疗起来越麻烦，即使手术了，也会造成听力永久下降，甚者还会出现恶心、呕吐等神经系统症状。

慢性化脓性中耳炎容易反复发作，能够造成永久性听力伤害。感染时间越久，听力丧失得越多。因此，避免复发是十分重要的。患者应该绝对禁止游泳，避免污水进入耳道，同时尽量避免感冒，禁烟酒和辛辣食物，积极治疗鼻腔、鼻窦的急慢性疾病，以免造成永久性耳聋。如果感染控制半年以上无复发，可选择进行鼓室成型术（即耳膜修补）。

及时选择抗生素静脉滴注、滴耳或口服，这些方法对于急性化脓性中耳炎效果比较好，但是对于慢性中耳炎，如果久治不愈，患者应到医院做 CT、核磁共振等相关检查，看看中耳内部有无肉芽组织生长。如果发现肉芽组织，应考虑选择手术治疗。

分泌性中耳炎多是由于感冒、鼻腔鼻窦疾病等原因引起，而气压损伤性中耳炎多因潜水、爬山、坐飞机等致使中耳内外压力失调造成的。两个疾病的机制相似，治疗方法也基本相同。在治疗的时候，除抗炎、抗水肿等一般治疗外，还应积极治疗鼻腔、鼻窦等相关疾病。

此外，提醒读者，这两种类型的中耳炎，如果发现中耳腔内有积液，可选择分泌物促排药、激素等辅助治疗。效果还是不好的话，应考虑耳膜穿刺或者手术的办法治疗。

上班族容易犯的耳病

生活在嘈杂而快节奏的都市里，噪声污染、生活压力无处不在，人们的健康倍受考验，其中也包括耳朵健康。工作压力大、长期疲劳的白领人群则更容易“引病上耳”，常见的耳病有耳鸣、中耳炎、突发性耳聋等。3 月 3 日是全国“爱耳日”，市民要提高对耳病的认识和防治力度，以良好听力维系生活质量。

（1）突发性耳聋呈年轻化趋势：因经常用 MP3 听歌，音量过大、时间过长，24 岁的文员小侯患上了耳鸣；客户经理 Carrie 因受凉感冒引发了急性中耳炎，时而有疼痛和耳鸣症状；22岁的小谭，三周前出差山东，其间的一个早上，他突然出现耳朵听不见、头晕恶心的症状，被诊断为突发性耳聋……从医院耳鼻喉科的门诊量看，比较多见的耳病有突发性耳聋、感音神经性耳聋、急慢性化脓性中耳炎。其中白领人群由于工作压力大、长期疲劳或经常熬夜，容易成为耳鸣、中耳炎、突发性耳聋等耳病患者。

近年来，突发性耳聋的发病率逐年增加且呈现年轻化趋势，20岁出头的患者逐渐增多。随着生活、工作节奏越来越快，因疲劳、感冒引起的突发性耳聋比较多，尤以工作紧张、容易疲劳且体质差的白领人群居多。不少白领患者对耳鸣、耳痛等症状不够重视，常把耳部不适归结于休息不好或者亚健康状态所致，容易耽误最佳治疗时间，从而把小症状拖成大病，甚至造成听力丧失。

（2）听力残疾人占比重最大：据人口调查统计，我国每年出生的新生儿中，重度听力障碍者占1% ~ 3%，由于药物、遗传、感染、疾病、环境、噪声污染、意外事故等原因，每年新增聋儿3万余名。要降低耳聋发生率，一方面需控制新生聋儿数量的增长，另一方面则要做好耳病防治、听力保护等工作。

（3）突聋10天内治愈率高：出现耳鸣、耳痛、不明原因的眩晕、听力下降时，应尽早治疗，治愈率越高，治疗效果也越好。

突发性耳聋主要表现为耳鸣、听力下降，有时伴眩晕，若在发病的10天内及时治疗，听力恢复率可达到70% ~ 80%，超过10天再治疗，恢复率下降，治疗效果差。而化脓性中耳炎主要表现为耳流脓、听力下降、反复不愈，严重影响患者的生活质量。化脓性中耳炎可以通过手术治愈，治愈率达90%左右。

（4）日常保护很重要：各种病毒感染、精神紧张、过度兴奋、激动、劳累及烟酒等都是突发性耳聋的诱因，白领要注意预防感冒，做到劳逸结合、饮食规律、放松精神；平时洗澡或游泳，耳朵容易进水或沾湿，可以使用棉签，但要注意力度，也可以选择用吹风筒吹干耳朵，避免外耳道长期潮湿而出现真菌。此外，避免或少去噪音污染严重的地方，因为噪声越强，接触越久，听力损失越重，而且恢复困难。

建议使用耳机听歌时，要尽量把音量调低、减少使用时间，避免对耳朵造成损伤，同时注意耳机卫生，避免细菌感染。

听力筛查可减少耳聋率：新生儿听力筛查是做好听力残疾儿童早发现、早诊断的有效手段，有助及时发现、诊断听障儿童，开展早期干预，提高康复效果。由于多方面原因，新生儿听力筛查工作还存在覆盖面小、失访率高、筛查工作与康复工作缺乏有效衔接等问题。

分泌性中耳炎的诊断

鼓膜内陷，表现为光锥变短、分散或消失，锤骨短突明显外突，锤骨柄变水平，前后皱襞变明显。

鼓膜呈粉红色或黄色、淡黄色，透过鼓膜可看到液平面，此液面呈一头发丝状弧形线，称发线，当头位变动时此液平面保持水平位。有时可见到液体中的气泡。

慢性者鼓膜增厚混浊色发暗。鼓气耳镜检查可见鼓膜活动度受限。

细数中耳炎的危害

秋季到来，从夏天忽然过渡到秋天，天气不免变化无常，温度变低，有的朋友还没准备好，稍不注意就被感冒盯上，时下不少人感冒后，与呼吸道“息息相通”的耳朵成了感冒的祸害对象，耳科疾病出现高峰期。连日来，由于普通感冒引发中耳炎到医院就诊的患者比平时增加了近三成。郑重地提醒大家中耳炎不是小病，危害也不容忽视。

许多人对感冒没有引起足够的重视，其实不然，感冒是一种全身性的疾病，细菌病毒可以侵入血液，所到之处会引发多种疾病。若不彻底治疗，反复感冒，容易导致中耳炎、结膜炎等并发症。

中耳炎在日常生活中比较常见，患有中耳炎的患者耳朵会有流脓和听力下降的症状，还可引发一系列的并发症，有的甚至危及生命，所以中耳炎还是早些发现治疗的好，千万不要拖到并发症出现，造成不必要的麻烦。

中耳炎会引起各种脓肿，比如耳后骨膜下脓肿、颞肌下脓肿、外耳道后壁脓肿等，出现脓肿后，在局部可摸到很软的包块，红肿、疼痛剧烈，并伴有高热。若处理不及时，脓肿向颈部扩散，可引起颈部转动时疼痛，严重时会破坏颈部大血管，导致死亡，后果不堪设想。

中耳炎还会导致面瘫，人的面神经距中耳腔很近，如果损伤到它，会引起口眼歪斜及面瘫。

中耳炎还会引起迷路炎，如果炎症向内侵犯，进入内耳会引起迷路炎，造成患者眩晕或者恶心、呕吐等不舒服的症状发生。

提醒：中耳炎并不是小病，中耳炎的危害不容忽视，应引起高度重视了，并尽量做到早发现早治疗，最好的方法还是手术治疗，这样效果好，见效快，可减轻痛苦，提高听力。

中耳炎导致幼儿听力损伤的原因

正常人鼻咽部和耳朵是相通的，从鼻咽部到中耳之间的这条通道叫咽鼓管，与成年人比较，小儿的咽鼓管比较短而宽，而且呈水平位置，一旦发生上呼吸道感染，病原体很容易经过咽鼓管进入中耳引起中耳的炎症。

中耳炎的基本症状可以有发热、怕冷、食欲减退、呕吐、腹泻等全身性反应，耳痛是化脓性中耳炎的主要特征，其痛剧烈，往往会使患儿从睡梦中痛醒、哭闹不安、不愿吃奶、牵拉或摩擦单侧耳朵，当咳嗽、喷嚏、吞咽时，疼痛会加重。但是，在鼓膜发生化脓性穿孔，脓液流出外耳道后，耳痛会明显减轻、好转。在中耳化脓感染期间，听力可明显下降，伴耳鸣，在鼓膜穿孔后，听力反而会稍好转。如果是分泌性中耳炎也可出现高热，但耳病等症状不明显，家长不容易发现，随着耳内积液加重听力可受到明显影响。

提醒家长应注意以下几个方面：

（1）不要给宝宝挖耳朵，避免细菌侵入引起感染。

（2）给宝宝洗澡、洗头时，防污水流入鼻及耳内。游泳后可用细小卫生棉签轻轻擦拭外耳道以保持清洁干燥。

（3）擤鼻涕时不要双手同时挤压鼻子，应一侧一侧进行。

（4）家长应细心观察小儿的听觉及语言发育情况。如发现异常应及时到有条件的儿童听力诊断中心就诊。

（5）家长应该戒烟，避免小儿被动吸烟，有利于降低小儿分泌性中耳炎和上呼吸道疾病的发生。

引发中耳炎的因素

（1）鼻、咽部慢性疾病和鼻窦炎、扁桃腺炎及增殖体肥大等，炎性分泌物易于进入咽鼓管内引发中耳炎。

（2）急性期延误治疗和用药不当等因素所致。

（3）继发于急性传染病如猩红热、麻疹和肺炎等，中耳黏膜急性坏死症侵及鼓窦乳突，尤其是继发于耐久性较大的变形杆菌和绿脓杆菌感染，治疗起来非常困难。

（4）乳突发育不良导致病变所致。

（5）上鼓室发生胆脂瘤、听骨坏死或鼓室外侧壁破坏。

（6）患有过敏性疾病，如上呼吸道黏膜变态反应性水肿、渗出，累及咽鼓管和中耳。

（7）慢性周身疾病如贫血、糖尿病、肺结核和肾炎等，机体抵抗力减弱也极易引起中耳炎。

分泌性中耳炎是由什么原因引起的

病因尚未完全明确。目前认为主要与咽鼓管功能障碍、感染和免疫反应等有关。

（1）咽鼓管功能障碍：一般认为此为本病的基本病因。

①机械性阻塞：如小儿腺样体肥大、肥厚性鼻炎、鼻咽部肿瘤或淋巴组织增生、长期的鼻咽部填塞等。

②功能障碍：司咽鼓管开闭的肌肉收缩无力；咽鼓管软骨弹性较差，当鼓室处于负压状态时，咽鼓管软骨段的管壁容易发生塌陷，此为小儿分泌性中耳炎发病率高的解剖生理学基础之一。腭裂患者由于肌肉无中线附着点，失去收缩功能，故易患本病。

（2）感染：过去曾认为分泌性中耳炎是无菌性炎症。近年来的研究发现，中耳积液中细菌培养阳性者为1/3 ~ 1/2，其中主要致病菌为流感嗜血杆菌和肺炎链球菌。细菌学和组织学检查结果以及临床征象表明，分泌性中耳炎可能是中耳的一种轻型或低毒性的细菌感染。细菌产物内毒素在发病机制中，特别是病变迁延慢性的过程中可能起到一定作用。

（3）免疫反应：小儿免疫系统尚未完全发育成熟，这可能也是小儿分泌性中耳炎发病率较高的原因之一。中耳积液中有炎性递质前列腺素等的存在，积液中也曾检出过细菌的特异性抗体和免疫复合物，以及补体系统、溶酶体酶的出现等，提示慢性分泌性中耳炎可能属一种由抗感染免疫介导的病理过程。可溶性免疫复合物对中耳黏膜的损害（Ⅲ型变态反应）可为慢性分泌性中耳炎的致病原因之一。

分泌性中耳炎的病理生理

咽鼓管功能障碍时，外界空气不能进入中耳，中耳内原有的气体逐渐被黏膜吸收，腔内形成相对负压，引起中耳黏膜静脉扩张、淤血、血管壁通透性增强，鼓室内出现漏出液。如负压不能得到解除，中耳黏膜可发生一系列病理变化，主要表现为上皮增厚，上皮细胞化生，鼓室前部低矮的假复层柱状上皮变为增厚的纤毛上皮，鼓室后部的单层扁平上皮变为假复层柱状上皮，杯状细胞增多；分泌亢进，上皮下病理性腺体组织形成，固有层血管周围出现以淋巴细胞及浆细胞为主的圆形细胞浸润。疾病恢复期，腺体逐渐退化，分泌物减少，黏膜渐恢复正常。

导致宝宝患中耳炎的坏习惯

让宝宝聆听这个世界的一切美好的声音，是妈妈们的心愿。但是，您在生活中的一些“小动作”，却极有可能伤害宝宝的耳朵，一定要注意。

宝宝的听力开始得很早，甚至起始于胎儿期。近年来，儿童早期教育研究者认为，胎儿在母腹内已有听觉，早期听觉刺激是胎教的主要方法之一。

可是，你们知道吗？父母们的一些坏习惯总是会导致一些难以令人察觉的危害发生。为了宝宝们的健康成长，妈妈们一定要密切注意了。以下这 7 种坏习惯，随时可能让宝宝患上中耳炎。

（1）提捏鼻子：家长都希望宝宝长得乖巧可爱，对于鼻子有点“塌”的宝宝，家长总觉得经常提捏他的小鼻子能改造鼻型，让鼻子“挺”一点。可是，原来这提捏小鼻子的小动作却很有可能会导致宝宝急性化脓性中耳炎。究竟鼻子离耳朵那么远，怎么就捏出了中耳炎呢？

分析：大人经常捏孩子的鼻子，既可能损伤鼻腔的黏膜与血管，降低鼻腔自身的防御功能，增加细菌、病毒感染的机会，又容易使鼻腔中的分泌物因受到挤压，通过咽鼓管侵入鼓室而引起中耳发炎。

防范之策：家长要戒掉随意提捏孩子鼻子的习惯。

（2）躺着喂奶：有些奶水不足的妈妈会用奶粉补救，常理认为，人工喂养的孩子发育一点儿也不会逊于母乳喂养的同龄儿。其实，人工喂养跟母乳喂养的宝宝是没有太大差别的，可是妈妈们必须要注意的是喂养的动作，如果平时习惯躺着喂奶，那么宝宝很容易会患上中耳炎的。

分析：小宝贝肠胃发育不完善，加上进食时吞进一些空气，故在喂养过程中或喂食后不久，常常会反胃，致使食道或胃里的食物反流入咽喉、口腔或鼻腔中。如果这时孩子处于平卧位，这些被污染的反流物就很容易通过咽鼓管侵入耳内，引起耳内黏膜发炎。

防范之策：妈妈喂奶要有一个好体位，如斜抱位、半卧位或坐位都可以，不可图省事而将孩子平放于床上喂食。

（3）乱擤鼻涕：宝宝一旦得了鼻炎，鼻涕增多，家长便会经常给他擤鼻涕，但是，这很有可能会让宝宝患上中耳炎，原因就是擤鼻涕的方法不当惹下的祸。

分析：不少妈妈们为孩子擤鼻涕的方法不正确，常用两手指捏住两侧鼻翼，用力将鼻涕擤出。由于孩子的两侧鼻孔都被捏住，鼻涕的出路被堵死了，便在外力的迫使下向鼻后孔喷出，通过咽鼓管而侵入中耳，其中的细菌、病毒趁机繁衍而引起炎症。据统计，大约有 1/3 的中耳炎患儿就是这样“造就”出来的。

防范之策：积极防治鼻炎；提倡正确的擤鼻方法：用手指按住孩子一侧鼻孔，稍用力向外擤出对侧鼻孔的鼻涕，再用同法擤出另一侧。如果孩子鼻腔发堵，鼻涕不易擤出，可先用小儿专用的麻黄素滴鼻液滴鼻，待鼻腔通气后再擤。

（4）滥用奶嘴：很多新妈妈都爱用没有奶瓶的“安慰奶嘴”让孩子可以安静入睡。但是，经过一段时间后，孩子却莫名其妙地患上了中耳炎而不得不放弃安慰奶嘴。

分析：在调查了 100 位半岁到 1 岁半的小宝宝后，发现连续 6 个月使用安慰奶嘴的宝宝，患上中耳炎的概率比不使用者高出 30% 以上。原因就在于：孩子频繁的吸吮动作很容易使病菌从鼻腔后端潜入咽鼓管，进而引发中耳炎。

防范之策：一般半岁后，最迟再过 10 个月就应该让小宝贝停止使用安慰奶嘴，妈妈们可以用毛绒玩具来吸引孩子睡前的注意力，让他静静抱着入眠。

（5）游泳不当：有些孩子在几岁大的时候，已在家长的言传身教下成了游泳高手，游泳池里经常可以看到孩子的身影。不过，游泳不当，是很有可能让宝宝听力下降的。宝宝或许会有明显疼痛，耳朵里像灌了水一样咕噜咕噜作响，喉咙也不舒服。没错，这就是“急性中耳炎”了。

分析：孩子在游泳过程中容易呛水，池水趁机通过鼻腔－鼻咽－咽鼓管的途径侵入中耳，导致细菌感染而发炎。另外，池水还可直接流入耳朵，感染耳膜，进而株连中耳。

防范之策：选择清洁卫生的游泳池。游泳时戴耳罩，防止池水流入耳道，尽量避免呛水。

（6）乱掏耳朵：有些有洁癖的父母，对宝宝耳朵的卫生也很讲究。除了天天洗浴外，还定期给宝宝掏耳朵。理由是耳屎不仅脏，而且妨碍听声音，必先除之而后安。终于有一天麻烦来了——宝宝发热、耳痛，患上了中耳炎。

分析：耳屎的学名叫耵聍，是有生理作用的，它充当着耳道“门卫”的角色，阻止虫子、脏水等异物入侵；发挥“消声器”的作用，防止剧烈声波损伤鼓膜等。乱掏耳屎既破坏了它的生理作用，解除了耳道的“门卫”，为细菌随异物潜入中耳开了方便之门，又可能损伤耳道黏膜或鼓膜导致感染，并蔓延到中耳发生中耳炎。

防范之策：耳屎是耵聍腺分泌的，一般可随咀嚼、张口或打哈欠等活动，借助于下颌等关节的运动而自行脱落并排出于耳道，不必掏挖。如果确实过多，妈妈们可以为宝宝试一试较为安全的清除办法：

①在孩子临睡前滴入 1 ~ 2 滴耳药水。让孩子睡在床上或者抱

在你的膝盖上，侧着头，使得一只耳朵在上面，妈妈先将滴耳药摇晃均匀，然后一只手将孩子耳廓轻轻向后下方牵拉，使外耳道变直，另一只手将药液滴入 2 ~ 3 滴于耳道后壁，保持这种姿势 2 分钟，防止药水流出耳外。

②在这只耳朵里塞一个用消毒棉球做成的耳塞。次日取出耳塞，耳聍一般会粘在上面而被清除掉。如果耳聍完全没有被清理掉，可以带孩子去医院进行专业处理。

（7）吸入“二手烟”：有些宝宝患上了渗出性中耳炎，病因很可能就是爸爸经常在家里“吞云吐雾”，致使孩子吸入了大量的“二手烟”。

分析：渗出性中耳炎是儿童中耳炎中的一种特殊类型，多见于 2 ~ 6 岁的儿童，是造成听力损害的一个重要因素。究其症结，就在于香烟中的有害物质对儿童娇嫩的中耳黏膜有直接刺激作用，使中耳内分泌的黏液增加、变稠，也使咽鼓管不通畅，从而造成中耳内积液，听力随之下降。时间长了，黏稠的积液会造成鼓膜粘连，发生传导性耳聋。

防范之策：爸爸要戒烟，至少不要当着孩子的面吸烟，也不要在孩子经常活动的室内吸烟，以杜绝“二手烟”之害。

中耳炎的发病原因

（1）咽鼓管感染：呼吸道感染后，鼻咽部分泌物可因擤鼻、吞咽及呕吐等进入鼓室，也是造成中耳炎最多见的途径。小儿发病率高的原因：

①易患急性传染病，如麻疹、猩红热、百日咳和肺炎等，主要表现在上呼吸道发炎。

②小儿咽鼓管较成人相对短而直，比较水平，分泌物易于经此管道进入鼓室。

③小儿多仰卧吮乳，特别是人工喂乳时，呕吐物和多余的乳汁甚易流入鼓室。

④小儿多患增殖体肥大和管周淋巴结炎，易阻塞咽鼓管口，妨碍引流而致发炎。

⑤小儿处于萌牙期，经常食欲不振，局部肿胀，抵抗力减弱，易于感染其他疾病。

⑥先天性唇裂、腭裂致腭咽功能不良，易引起咽鼓管感染，而鼓室内黏膜下胚性组织多，抗感染力弱。增殖体、鼻息肉等手术，由于出血和填塞物过久，亦易引起鼓室感染。

（2）外耳道感染：比较少见，如火器震伤，挖耳损伤，拳击和跳水引起鼓膜破裂后感染。严重的外耳道炎，久之鼓膜糜烂溃破亦可引起鼓室感染。

（3）血行感染：最少见，急性重度传染病和脓毒血症，细菌经动脉直接进入鼓室，亦可由静脉血栓感染而进入鼓室。

急性中耳炎早期病毒抗体滴定往往升高，可能为腺病毒和流感病毒感染，继而细菌侵入，小儿多是肺炎球菌、溶血性流行感冒杆菌和β溶血性链球菌，成人多为溶血性链球菌、金黄色葡萄球菌和变形杆菌等。稍晚，鼓膜穿孔，即成混合感染。

吹风扇吹出中耳炎

本应冬春好发的中耳炎却“反季”高发。夏季频繁使用空调、电扇是导致中耳炎淡季高发的主因。

8个月大的琅琅日前鼻塞、打喷嚏，家人看他并无发热，就没在意。但前天起，琅琅开始莫名哭闹，时不时用手抓耳朵，家人以为其耳里有异物，赶紧将他送到省妇幼耳鼻喉科就诊。

经检查，琅琅耳中并无异物，却有严重的中耳炎。因鼻塞、打喷嚏是过敏性鼻炎的典型症状，琅琅患上过敏性鼻炎引发的中耳炎。

夏季空调、电扇吹风使房间内的灰尘、有害物质漂浮游移，且空调本身就易藏污纳垢是个过敏源，这些都易诱发呼吸道过敏，如症状不能及时缓解，会使耳咽管堵塞不通气形成负压，引发中耳炎。

提醒家长如孩子出现鼻痒、鼻塞、流鼻涕、打喷嚏等症状，除了看儿内科，同时也应到耳鼻喉科做检查。

卡他性中耳炎的病因

（1）咽鼓管阻塞：常见于增生体（腺样体）肥大、鼻咽部肿瘤和先天性或后天性咽鼓管功能不全（如腭裂等）。

（2）上呼吸道感染。

（3）气压损伤：飞机或潜水上升、下降过快，中耳内气压不能及时平衡所致。

（4）放射线治疗后。

（5）变态反应。

（6）中耳某些类型的细菌及病毒感染。

咽鼓管是中耳与外界气压保持平衡的通道，平时关闭，吞咽时开放。由于上述各种原因引起咽鼓管阻塞或功能不良，致使中耳鼓室内空气逐渐被吸收且得不到相应的补充而出现负压，从而导致中耳内黏膜血管扩张、淤血、通透性增加，形成中耳积液。

急性化脓性中耳炎的发病原因

细菌通过某些途径进入中耳引起中耳黏膜的急性化脓性感染称为急性化脓性中耳炎。小儿咽鼓管管腔短、内径宽、鼓室口位置低，咽部细菌或分泌物易经此途径侵入鼓室，故此病好发于儿童，冬春季多见，常继发于上呼吸道感染。

1. 病因及发病机制　主要致病菌小儿多是肺炎球菌、流感嗜血杆菌和 β 溶血性链球菌，成人多为溶血性链球菌、金黄色葡萄球菌和变形杆菌等。较常见的感染途径如下。

（1）咽鼓管途径

①上呼吸道感染：细菌经咽鼓管侵入中耳，引起感染。

②急性传染病：猩红热、麻疹、百日咳等，可通过咽鼓管途径并发本病；急性化脓性中耳炎亦可为上述传染病的局部表现。此型病变常累及骨质，破坏听骨，酿成严重的坏死性病变。

③不当的捏鼻鼓气或擤鼻，在污水中游泳或跳水，不适当的咽鼓管吹张或鼻腔治疗等，细菌循咽鼓管侵入中耳。

④小儿咽鼓管管腔短、内径宽、鼓室口位置低，咽部细菌或分泌物易经此途径侵入鼓室。例如，哺乳姿势不当，平卧哺乳时，乳汁可经咽鼓管流入中耳。小儿多患腺样体肥大和管周淋巴结炎，易

阻塞咽鼓管口，妨碍引流而致发炎。

⑤急性分泌性中耳炎时，如有细菌侵入，可发展为急性化脓性中耳炎。

⑥先天性唇裂、腭裂致腭咽功能不良，腺样体、鼻息肉等手术，由于出血和填塞物过久，亦易引起鼓室感染。

（2）血行感染：极少见。致病菌通过血循环进入中耳引起的发炎机会虽少，但其病变常造成鼓膜坏死。多见于猩红热和伤寒。急性重度传染病和脓毒血症，细菌经动脉直接进入鼓室，亦可由静脉血栓感染而进入鼓室。

2. 病理　感染初期，鼓膜呈明显的放射状血管充血、中耳黏膜充血及咽鼓管鼓口闭塞，鼓室内氧气吸入变为负压，血浆、纤维蛋白、红细胞及多形核白细胞渗出，黏膜增厚，纤毛脱落，杯状细胞增多。鼓室内有炎性渗出物聚集，逐渐转为脓性，鼓室内压力随积脓增多而增加，鼓膜受压而贫血，鼓膜局限性膨出，且因血栓性静脉炎，如炎症波及鼓膜，终致局部坏死溃破，鼓膜穿孔，导致耳流脓。若治疗得当，局部引流通畅，炎症可逐渐消退，黏膜恢复正常，小的鼓膜穿孔可自行修复。病变深达骨质的急性坏死型中耳炎可迁延为慢性。

儿童中耳炎发病的病因

（1）小儿耳部发育不完善易招感染：在儿童常见病中，中耳炎发病率仅次于感冒。据统计，四分之三的幼儿在3岁以前至少经历一次耳内感染，其中近一半的孩子可能会感染三次以上。为什么儿童容易感染中耳炎？这与其耳部结构有关。儿童特别是3岁以下的幼儿耳部结构尚未发育完善，尤其是连接中耳和咽部的咽鼓管，不仅仅是一个连接的导管，还具有调节中耳腔的压力、引流中耳分泌物的功能。小儿的咽鼓管和成人有很大的区别，不仅形态上不似成人的咽鼓管长而成角，而是短、宽、平；而且位置低。当孩子患呼吸道感染时，致病菌非常容易通过咽鼓管进入到中耳而引起中耳炎。感冒时，鼻内黏膜受到刺激后，导致连接中耳、咽喉和鼻腔的咽鼓管肿胀，从而使内部通路变窄、积液排流能力降低。当耳部无法及时排除感冒造成的黏液时，那里就会形成细菌滋生的最理想的温床。此外，婴儿吐奶、呛咳及拧鼻涕用力太猛时，也容易导致细菌从咽鼓管进入中耳，从而引起化脓性中耳炎。有些父母给小儿掏挖耳朵，不小心损伤了外耳道黏膜或鼓膜导致感染，也有可能蔓延到中耳发生炎症。

（2）不吃不睡、听力下降可患中耳炎：每逢季节转换的时候，气温变化较大，小儿感冒增多，中耳炎患儿也会增多。有人以为只有重感冒才会引起儿童中耳炎，其实不然，轻微的感冒也可能引起中耳炎。儿童中耳炎症状为剧痛、烦躁、哭闹。由于中耳炎一般在半夜发病，影响到小儿睡眠，还会出现睡眠失调症状。

常见的急慢性中耳炎

急慢性中耳炎是幼儿的常见耳病，在学龄前的儿童中多发。急性中耳炎里以急性化脓中耳炎最常见，慢性中耳炎里以渗出性中耳炎最常见。

急性中耳炎的症状很明显：孩子的耳朵会突然很疼，引起哭闹；严重的还会化脓，鼓膜红肿，甚至会穿孔，如果您的孩子有以上表现，他很可能是患上了急性中耳炎。

急性化脓性中耳炎一般都是在孩子急性呼吸道感染之后，或者一些急性传染病之后。主要症状就是会有发热、疼痛、听力下降。

与症状很明显的急性中耳炎相比，慢性中耳炎中常见的是渗出性中耳炎，它没有疼痛感，孩子往往表现为听别人说话爱打岔，听音响、看电视时总是要求将声音开大，这些生活细节往往会被家长忽视。所以爸爸妈妈们要细心，一旦发现孩子有听力下降的表现，就要看看孩子是不是患上了渗出性中耳炎。

经检查鼓膜的主要表现是鼓膜的内陷，鼓室里可能有积液，这种情况一般跟过敏或者急性中耳炎治疗不彻底有关，或者本身的耳咽管，比方说腺性体肥大的孩子，受机械性的压迫、梗阻，使耳咽管不太通畅。也可能扁桃腺体反复感染引起了耳咽管的肿胀。早期治疗就是要处理一些诱因，比方说急性鼻炎、慢性鼻炎、鼻窦炎，或者腺性体肥大或者作为一个病灶引起感染，或者是反反复复的呼吸道感染需要治疗。如果治疗以后消炎，点鼻子不管用的话，就需要行鼓膜穿刺，也有个别严重的渗出性中耳炎，如果治疗两三个月不愈合的话，就需要做手术。手术会在全身麻醉下进行，目前的医学发展程度，已使手术具备了足够的安全性。

感冒了小心得中耳炎

春季是呼吸系统疾病的高发期，天气乍寒乍热，不少大人、小朋友都被流感袭倒了，尤其是抵抗力较弱的儿童。

中耳炎，又叫急性化脓性中耳炎，是小儿上呼吸道感染（俗称感冒）最常见的并发症。因此，易患感冒的季节，也是急性中耳炎发生率增高的时期。秋末冬初及春季。好发年龄集中在两岁前，尤其是半岁内的婴幼儿。由于两岁前的孩子还不怎么会说话，当他们出现持续低热或突发高热、食欲不振、抓弄耳朵等症状，尤其是在夜间哭闹、躁动不安，异于往日表现时，家长应及时把孩子送到医院，以确诊是否患上中耳炎。否则，若得不到及时的治疗，小儿中耳炎不仅会使孩子耳膜穿孔，造成听力受损，还会引发脑脓肿、脑膜炎甚至颅内感染等并发症，危及生命。

引起小儿急性中耳炎的主要病因，除了因幼儿机体抵抗力低外，还有就是因小儿机体发育未完全所致。在耳朵与咽部之间有一条斜行的管道，医学上称为咽鼓管。幼儿的咽鼓管与成人是不同的，它又短又直，且几乎呈水平方向，这样，鼻腔及鼻咽腔的分泌物极易经咽鼓管逆流至中耳内而导致急性中耳炎。

中耳炎能引起面神经麻痹吗

中耳炎引起的面神经麻痹占总发病人数的5%。急性中耳炎引起者约为1%，多见于儿童。在急性中耳炎早期，多因炎症延伸到神经周围腔隙或神经本身，也可能通过面神经管的先天性裂缺，绝大多数预后良好，而在晚期则为破坏骨管使面神经受压，须行乳突手术。慢性中耳炎发生面神经麻痹者约为5%。多因胆脂瘤或腐骨压迫损伤面神经，或已暴露的面神经因炎症急性发作的侵袭引起麻痹。这类患者在麻痹前多有长期耳溢历史。胆脂瘤病例常同时合并水平半规管瘘孔。慢性中耳炎患者出现面神经麻痹，应立即手术。

小儿隐性中耳炎能致面神经麻痹吗

耳源性小儿面神经麻痹占10% ~ 16%，在日本占7% ~ 17%。大部分原因为急性中耳炎引起，通过抗生素、鼓膜切开等治疗，多数患者可以恢复。高松一郎报道隐性中耳炎致面神经麻痹2例，男女各1例，年龄为1岁3个月。病史均为两侧中耳炎急性发作，经专科治疗局部症状改善，但出现左侧面神经麻痹。入院后，2例行鼓膜切开，CT检查所见：乳突腔和鼓室内存在软性组织阴影。EMG检查，左侧表情肌无反应。保守治疗，面神经麻痹未见好转；后经乳突鼓室开放术，见乳突腔内充满水肿状的黏膜及肉芽组织，手术去除病变，行面神经水平部减压术，鼓室导管留置术。术后应用抗生素、类固醇、维生素B_{12}制剂等治疗，分别于术后40天和60天，面部表情运动左右对称，EMG检查干扰电位增加。

一般小儿耳性面神经麻痹较成人预后良好，其理由是：小儿面神经再生力旺盛，面神经管内所占神经比率较小。

变应性鼻炎为何容易并发分泌性中耳炎

从解剖结构上看，鼻和耳通过咽鼓管发生联系。咽鼓管咽口位于鼻咽侧壁，距下鼻甲后端 1 ~ 15cm。故下鼻甲肿胀或肥厚时常引起鼻塞，影响咽鼓管通气和引流而出现耳鸣和听力减退等耳部症状。

变应性鼻炎的发病属 I 型变态反应。机体吸入变应原后，产生的 IgE 结合在鼻黏膜浅层和表面的肥大细胞、嗜酸粒细胞的细胞膜上，使鼻黏膜处于致敏状态。当变应原物质再次进入鼻黏膜时，变应原与肥大细胞、嗜酸粒细胞表面的 IgE 发生桥连，继而激发一系列生化反应，导致以组织胺为主的多种递质释放。这些递质通过它们各自在鼻黏膜血管壁，腺体和神经末梢上的受体，使小血管扩张，血管通透性增加，渗出增加，炎性细胞浸润，组织水肿，神经末梢兴奋性增强等。故鼻黏膜常呈明显水肿，影响了咽鼓管通气和引流，且鼻黏膜、鼻咽部黏膜及咽鼓管黏膜上皮结构类似。同受变态反应影响，其黏膜均处于水肿或渗出状态，可造成咽鼓管的狭窄和阻塞，使其通气功能不良，进而出现分泌性中耳炎的一系列表现如耳闷耳胀，听力下降、鼓室积液等。

在正常情况下，咽鼓管具有调节功能，可使中耳腔气压和外界大气压保持平衡。当鼓室的空气逐渐被吸收时，咽鼓管在吞咽或打呵欠时瞬间开放，使来自鼻腔的温湿而又清洁的空气趁鼻咽和口咽暂时隔离而进入中耳腔，使鼓室内空气得以补充，同时对中耳还有引流作用，通过咽鼓管黏膜纤毛运动可使分泌物自中耳向鼻咽部排出。当变应性鼻炎引起鼻黏膜水肿时，咽鼓管被阻塞，中耳腔的空气逐渐被黏膜吸收，而外界气体不能及时进入鼓室，鼓室内形成负压，可引起中耳黏膜血管扩张、瘀血，使血管壁渗透性增加，鼓室出现漏出液。如果负压仍不解除，中耳黏膜可发生上皮增厚，上皮细胞化生、杯状细胞增多、分泌物增加，从而引发分泌性中耳炎。

所以说，变应性鼻炎容易并发分泌性中耳炎。

中耳炎有哪些症状

中耳炎以耳内闷胀感或堵塞感、听力减退及中耳炎为最常见症状。常发生于感冒后，或不知不觉中发生。有时头位变动可觉听力改善。有自听增强。部分患者有轻度耳痛。儿童常表现为听话迟钝或注意力不集中，具体如下。

（1）听力减退：听力下降、自听增强。头位前倾或偏向健侧时，因积液离开蜗传，听力可暂时改善（变位性听力改善）。积液黏稠时，听力可不因头位变动而改变。小儿常对声音反应迟钝，注意力不集中，学习成绩下降。也见一耳患病，另耳听力正常，可长期不被觉察，而于体检时才被发现。

（2）耳痛：急性者可有隐隐耳痛，常为患者的第一症状，可为持续性，亦可为抽痛。慢性者耳痛不明显。本病常伴有耳内闭塞或闷胀感，按压耳屏后可暂时减轻。

（3）中耳炎：多为低调间歇性，如“劈啪”声，嗡嗡声及流水声等。当头部运动或打呵欠、擤鼻时，耳内可出现气过水声。

幼儿麻疹患者多并发中耳炎

麻疹患者并发中耳炎成人并非没有，而是少见；相反，在幼儿却经常可以见到。这也是由于幼儿与成人在解剖生理上略有不同导致的。

我们知道，在口腔后边咽部上方，左右两侧各有一个小细管通向中耳，这个小管叫耳咽管。一般直观检查时不易被发现，但闭着嘴擤鼻涕时会感到耳部发闷；飞机下降时耳内疼，通过捏住鼻孔闭嘴鼓气可使耳疼减轻，这都证明鼻腔、口腔、咽腔与耳相通，通路就是这条耳咽管。成人的耳咽管很细，走向较直立；幼儿的耳咽管相对较粗短，走向偏平，因此有利于咽部的致病微生物通过。加之幼儿的抵抗力不如成人等因素，就容易出现幼儿麻疹并发中耳炎多于成人。

剧烈头痛原是中耳炎惹的祸

刘先生因中耳炎造成剧烈头疼，一天正在过马路，突然头部剧烈疼痛，走不好路，差点撞上过往的车辆，幸亏路人拉了一把，才避免了一起交通事故。

据刘先生介绍，他一年前他就出现了耳朵经常流脓流水的情况，时好时坏。最近一个月经常出现了头疼的症状，因为生意太忙，没有时间到医院，造成一直头疼。经医院耳鼻喉中心检查发现原来是耳朵流脓未及时治疗造成的。

对于耳朵流脓，许多人都认为没什么了不起，是小毛病。但事实上，由于人的耳部与头颅内的脑膜很接近，中耳若感染发炎，可以通过血液循环或是通过内耳直接扩展到颅内，从而引起颅内的并发症，严重时甚至危及患者的生命安全。经过检查发现，刘先生的病灶已侵犯到脑部造成脑脓肿从而导致头部剧烈疼痛，这个时候如果脓肿破裂则随时有生命危险。后经手术治疗，彻底解除了隐患。

耳边流水声原是中耳炎

前几天感冒，觉得好像有棉花塞住耳朵。早晨起床稍一活动，便听到汩汩流水声，去厨房看看，水龙头关得好好的。可是一摇头，耳边的流水声又响起来了，是不是我的耳朵有了大毛病。

耳边出现的流水声，一般可认为是患了渗出性中耳炎，该病的诱发因素，大多是上呼吸道感染。据统计，有70% ~ 80%患者发病前有上呼吸道感染史。其症状为耳堵、耳闷、耳鸣、听力减退，并伴有自己感到自己的说话声音异常，少数人还可以感到轻微耳痛，本病的病因，常与下列因素有关。

（1）咽鼓管功能障碍：咽鼓管是中耳通过鼻咽部与外界沟通的唯一通道，咽鼓管有两个口，一头通耳内鼓室，另一头通鼻咽部，空气由咽口经咽鼓管进入鼓室，使鼓室内气压与外界相同，以保持鼓膜的正常功能。上呼吸道感染等原因引起咽鼓管炎症，咽鼓管黏膜过敏水肿，可因阻塞而压迫损伤咽鼓管咽口，或局部静脉淋巴回流障碍而导致本病。

（2）感染因素：对中耳积液做细菌培养，阳性率可达30% ~ 50%，主要致病菌为流感嗜血杆菌、肺炎链球菌。细菌内毒素可引起中耳黏膜水肿，毛细血管扩张，分泌增加，从而导致本病。

（3）中耳黏膜免疫系统异常：在中耳积液中，可以查出各种免疫复合物，提示分泌性中耳炎可能是一种变态反应性反应。免疫复合物沉积在中耳黏膜，导致毛细血管通透性增加出现中耳积液。对渗出性中耳炎，大都是上呼吸道感染引起的。

因此，平时应防重于治，注意增强体质，预防止呼吸道感染。得病后可到医院去做些必要检查，以便对症治疗。

急性化脓性中耳炎的症状

急性化脓性中耳炎要详细检查鼓膜，以明确诊断，临床症状及检查所见随病理改变而不同，一般分为以下四期。

（1）早期（卡他期）：鼓室黏膜充血水肿、血管扩张，腺体分泌增加，鼓室内有浆液性炎性渗出物。自觉耳堵塞感、轻度听力减退和轻微耳痛，一般无明显全身症状，或有低热。检查：鼓膜松弛部充血、紧张部周边及锤骨柄可见放射状扩张的血管，此期为时不久，常被忽视，特别是小儿更不易被觉察。

（2）中期（化脓期）：炎症继续发展，鼓室黏膜充血肿胀加重，浆液性炎性渗出物转为黏脓性及脓性。症状随之加重，耳痛剧烈，呈搏动性跳痛或刺痛，可向同侧头部或牙齿放射，听力减退显著。

全身症状亦明显，可有畏寒、发热、怠倦、食欲减退。小儿哭闹不安，体温可高达40°C，惊厥，伴呕吐、腹泻等消化道症状。

（3）晚期（穿孔期）：鼓室积脓增加，鼓膜毛细血管受压，出现小静脉血栓性静脉炎，局部坏死溃破。致鼓膜穿孔，脓液由此外泄。由于脓液得以引流，局部症状和全身症状也随着改善，耳痛减轻，体温下降。耳漏初为血水样，后为黏脓性或脓性。

急性传染病并发的急性化脓性中耳炎，病变可深达骨质，称急性坏死性中耳炎，表现脓臭、鼓膜大穿孔。

（4）恢复期：鼓膜穿孔引流通畅后，炎症逐渐消退，鼓室黏膜恢复正常，耳流脓逐渐消失，小的穿孔可自行修复。

中耳炎的症状和自治

中耳炎，俗称“烂耳朵”，是鼓室黏膜的炎症。病菌进入鼓室，当抵抗力减弱或细菌毒素增强时就产生炎症，其表现为耳内疼痛（夜间加重）、发热、恶寒、口苦、小便红或黄、大便秘结、听力减退等。如鼓膜穿孔，耳内会流出脓液，疼痛会减轻，并常与慢性乳突炎同时存在。急性期治疗不彻底，会转变为慢性中耳炎，随体质、气候变化，耳内会经常性流脓液，时多时少，迁延多年。中医将本病称为“耳脓”、

“耳疳”，认为是因肝胆湿热（火）邪气盛行引起。

急性化脓性中耳炎，临床上以婴幼儿多见，主要是因为小儿从耳通到咽喉的通路——耳咽管比成人要短、要粗、要平直，小儿易患感冒等呼吸道疾病，得病后易引起耳咽管炎症，细菌进入中耳而发病。另外，小儿饮食发生呛咳、呕吐时，食物也易从耳咽管进入中耳，从而导致炎症。1～2天后耳内鼓膜穿孔，脓液流出后，耳痛等症状减轻，如治疗不及时或不彻底，很容易转成慢性中耳炎。

慢性化脓性中耳炎俗称“臭耳底子”，急性化脓性中耳炎未能及时治愈，拖延六周以上者即为慢性化脓性中耳炎。主要有流脓、耳鸣、耳痛、头痛、头晕等。可分为三种类型。①单纯型：炎症未破坏骨质，耳内流脓为黏脓性或黏液性，无臭味。②坏死形：炎症已浸润到骨质，耳内流出物如干酪样（豆渣样），量少，有血丝。③胆脂瘤型：由于炎症的长期刺激，上皮增生活跃，耳内流出物夹杂有上皮脱屑及黄白色有恶臭的油片状物。后两种类型如不及时治愈，会造成不良后果。

自疗注意事项主要有以下几个方面：

（1）积极治疗鼻咽部疾病，以免病菌进入中耳，引发炎症。

（2）不能强力擤鼻和随便冲洗鼻腔，不能同时压闭两只鼻孔，应交叉单侧擤鼻涕。

（3）挖取底部耳垢，应十分小心，宜先湿润后再挖，避免损坏鼓膜。

（4）游泳上岸后，侧头单脚跳动，让耳内的水流出，最好用棉签吸干水分。

（5）急性期注意休息，保持鼻腔通畅。

（6）患慢性中耳炎者不宜游泳。

（7）加强体育锻炼，增加体质，减少感冒。

（8）忌食辛、辣刺激食品，如姜、胡椒、酒、羊肉、辣椒等。

（9）不要服热性补药，如人参、肉桂、附子、鹿茸、牛鞭、大补膏之类。

（10）多食有清热消炎作用的新鲜蔬菜，如芹菜、丝瓜、茄子、荠菜、蓬蒿、黄瓜、苦瓜等。

（11）小虫进入耳道，勿急躁、硬捉，可滴入食油泡死小虫后捉取。

第2章

发病信号

疾病总会露马脚，练就慧眼早明了

警惕鼻炎会演变成中耳炎

鼻炎是鼻腔黏膜的炎性疾病，急性鼻炎主要由病毒感染引起，当机体抵抗力下降或鼻黏膜的防御功能遭到破坏时，病毒乘机侵入机体，生长繁殖而发病，表现为鼻塞、流鼻涕等症状。鼻炎如果不及时治疗容易变成中耳炎，因为鼻子和耳朵通过咽鼓管相通，咽鼓管咽口位于鼻咽侧壁，距下鼻甲后端 1 ~ 1.5cm，咽鼓管具有调节功能，可使中耳腔气压和外界大气压保持平衡。

当下鼻甲肿胀或肥厚时压迫咽鼓管影响咽鼓通气和引流，中耳腔的空气逐渐被黏膜吸收，而外界气体不能及时进入鼓室，鼓室内形成负压，引起中耳黏膜血管扩张、瘀血，使血管壁渗透性增加，鼓室内积液，出现听力下降、中耳炎、闷塞感等症状，形成分泌性中耳炎。

另外，细菌经咽鼓管侵入鼓室，引起中耳腔的感染，可导致化脓性中耳炎的发作，表现为剧烈耳痛、中耳炎等症状，如果治疗不及时，可造成鼓膜穿孔、耳朵流脓。

得了鼻炎要及时治疗，可在鼻腔内滴氯麻滴鼻液，消除鼻黏膜炎症和水肿，以缓解鼻塞并提倡正确的擤鼻方法：用手指压住一侧鼻孔，稍用力外擤，鼻孔的鼻涕即被擤出，用同法再擤另一侧。

慢性化脓性中耳炎的病因、病理及临床分型

慢性化脓性中耳炎主要是急性化脓性中耳炎未及时治疗或治疗不彻底，迁延而成；或为急性坏死性中耳炎的直接延续。另外，鼻、咽部的一些慢性病灶如慢性鼻炎、鼻窦炎、扁桃腺炎或腺样体肥大等也为重要原因。其致病菌多为变形杆菌、金黄色葡萄球菌、绿脓杆菌等，其中以革兰阴性杆菌较多，也可见到厌氧菌的感染或多种细菌的混合感染。

本病在临床上是以耳内长期或间歇性流脓、鼓膜穿孔及听力下降为特点。按病理及临床表现可分为三型。

（1）单纯型：最常见。多在反复发作的急性上呼吸道感染时，致病菌经咽鼓管侵入鼓室所致，炎性病变主要位于鼓室黏膜层。主要病理变化为鼓室黏膜充血、增厚，圆形细胞浸润，杯状细胞及腺体分泌活跃。临床特点为：耳内呈间歇性流脓，感冒时流脓发作或流脓量多；脓液呈黏液性或黏脓性，无臭味；鼓膜穿孔位于紧张部，呈圆形或椭圆形或肾形的中央性穿孔；鼓室黏膜微红或苍白、增厚；耳聋为轻度传导性耳聋。

（2）骨疡型：多由急性坏死性中耳炎迁延而来。病变可深达骨

质，听小骨、鼓窦等可发生坏死。中耳黏膜上皮破坏后，局部多有肉芽或息肉形成。其临床特点是：耳内持续性流黏稠脓，常有臭味；鼓膜呈紧张部大穿孔或边缘性穿孔；通过穿孔可见鼓室内有肉芽或息肉；长蒂的息肉从穿孔处脱出，可堵塞外耳道，妨碍引流；多有较重的传导性耳聋。乳突X线拍片可发现有边缘模糊不清的透光区。颞骨CT扫描示上鼓室、鼓窦及乳突内有软组织阴影，可伴轻微骨质破坏。此型中耳炎可发生多种并发症。

（3）胆脂瘤型：胆脂瘤为非真性肿瘤，而为一位于中耳、乳突腔内的囊性结构。囊的内壁为复层鳞状上皮，囊内的成分为脱落的上皮、角化物质及胆固醇结晶，囊外为一层厚薄不一的纤维组织与其邻近的骨壁或组织相连。由于囊内含胆固醇结晶，故称胆脂瘤。胆脂瘤形成后，直接压迫周围骨质，或其基质的炎性肉芽组织产生的多种酶和前列腺素等物质的作用，致使周围骨质脱钙，骨壁破坏，炎症循此向周围扩散，可导致一系列颅内、外并发症。本型的临床特点为：耳内长期持续流脓，可多可少，有特殊恶臭；听力损失为传导性聋或混合性聋；鼓膜穿孔多为松弛部或边缘性穿孔；从穿孔处可见鼓室内有豆腐渣样物质，且有奇臭。乳突X线拍片或颞骨CT扫描显示在上鼓室、鼓窦或乳突有骨质破坏区，边缘浓密、整齐。

分泌性中耳炎的发病原因

分泌性中耳炎的发病原因主要是咽鼓管功能不良、感染以及变应性和免疫性反应所引起。咽鼓管是中耳通过鼻咽部与外界的唯一通道，具有调节鼓室内气压、保持与外界气压平衡、清洁防御和防声功能。这些生理功能是依赖清醒时咽鼓管每分钟开放1次、睡眠时每5分钟开放1次来完成的。如1小时无吞咽动作或咽鼓管关闭1小时，中耳内将出现15～20mmHg负压。由于咽鼓管本身或周围器官的病变，使其调节功能发生障碍，中耳腔内气体被吸收后形成负压，中耳腔黏膜中的静脉扩张，管壁通透性增加，血清漏出或渗出，积聚于中耳，即形成分泌性中耳炎。

分泌性中耳炎的治疗原则是：清除中耳腔积液，恢复咽鼓管功能，清除病因病灶，重视变应性和免疫反应性治疗，防止复发。

分泌性中耳炎是耳科一种常见病，也是早期诊断比较困难、晚期治疗比较棘手的顽固性病症。国内统计分泌性中耳炎占耳鼻喉科门诊患者的2.28%～4.96%；中小学生发病率达4%～18%。

第3章

诊断须知

确诊病症下对药，必要检查不可少

如何判定和诊断耳源性并发症

耳源性并发症的诊断，要注意从以下两大方面着眼。

（1）耳源性的诊断：①从病史看，均有耳内流脓史。特别是慢性化脓性中耳炎的胆脂瘤型，其脓性分泌物有奇臭，多呈豆腐渣样；骨疡型中耳炎其脓液中多带血丝。在并发症出现前，流脓多突然减少或停止，或突然增多，前者多提示引流受阻，后者多表示为急性发作；并且多有耳内疼痛，全身不适，发热头痛，食欲减退等。②从耳部检查看，多有鼓膜的松弛部或边缘部穿孔，亦可能为紧张部大穿孔；可见鼓室内有肉芽或息肉；鼓窦区或乳突部皮肤红肿、有压痛。③凡患耳已出现颅外并发症，如耳后骨膜下脓肿，颈深部脓肿时，又同时出现颅内病症如高热、剧烈头痛、寒战、抽搐、恶心、呕吐、颈项僵直等，常提示为耳源性。④乳突拍片或颞骨 CT 扫描，多有骨质破坏，如乙状窦骨板或鼓窦、乳突天盖等骨质破坏。

（2）并发症种类的诊断：根据各种并发症的临床特点，配合必要的特殊检查，一般均可确诊。但若数种并发症同时或先后出现，症状体征错综复杂，故在病的特定阶段，难以确定究竟何种并发症为主要矛盾。另外，盲目滥用抗生素，对疾病产生了掩蔽作用，使临床表现变得不典型，失去了固有的规律性，也会增加诊断的困难。

因此，应注意严密观察病情，根据需要进行眼底检查、颅脑 CT 扫描和 MRI（磁共振）等特殊检查，对疾病的定性定位诊断具有重要价值。

什么是耳源性并发症

所谓耳源性并发症，主要是指由于化脓性中耳炎及乳突炎所引起的多种颅内、颅外并发症的简称，是耳鼻咽喉科的危急重症之一，严重者可危及生命。

其主要病因有：①胆脂瘤型中耳炎。胆脂瘤对耳周围颅骨骨壁的压迫破坏，炎症沿破坏处向周围扩散。②致病菌毒力强，对常用抗生素不敏感或已产生抗药性。③患者抵抗力弱，感染易于扩散。④由于鼓膜穿孔太小或穿孔处被胆脂瘤、肉芽、息肉或异物等堵塞，脓液向外引流不畅等。多数耳源性并发症都因胆脂瘤压迫周围骨壁，使骨质萎缩，在鼓室内壁、鼓室盖、鼓窦天盖，乙状窦骨板等处引起穿通，而致炎症向周围发展。此外，少数病例炎症通过血管扩散，先形成静脉血栓或动脉栓子而使炎症蔓延。

耳源性并发症常分为颅外并发症和颅内并发症两大类。颅外并发症包括：耳后骨膜下脓肿、颈部贝佐尔德脓肿、迷路炎、周围性面瘫、岩锥炎等。颅内并发症包括：硬脑膜外脓肿、乙状窦血栓性静脉炎、化脓性脑膜炎、脑脓肿、硬脑膜下脓肿等。

何谓平衡功能检查法

平衡功能检查法是用来检查前庭平衡功能是否正常的方法。检查平衡功能的方法很多，可将其大致分为静平衡和动平衡功能检查两大类。

（1）静平衡检查法

①闭目直立试验：双足并立，应先睁眼后闭眼，能闭眼站稳60秒，改单足立，对侧大腿平举小腿下垂，闭目立30秒。前庭病变者向眼震慢相侧倾倒，并与头位有关，如原向左侧倾倒，当左耳转向前则向前倾倒。产生代偿后，睁眼可站立，闭眼仍不稳。如闭眼单足立稳30秒，可考虑前庭正常。双足站一直线上足跟接足趾，闭目站30秒，称Mann试验。此法较双足并立敏感，老年人不能单足立可用此法。

②直立伸臂试验：闭目直立平伸双臂，如左侧前庭损伤，眼震慢相向左，头、躯干及上肢均向左扭转，左臂向下偏移，如掷铁饼姿势。

（2）动平衡检查法

①步行试验：闭目步行，前庭功能下降者步行偏眼震慢相侧或病变侧。小脑病变也偏患侧。还可作进退步行试验，闭目前进5步后退5步，前庭功能不正常者前进时向患侧偏，后退时向健侧偏，如此反复进退5次，偏斜可超过90°。

②垂直书写试验：端坐，左手放膝上，右手悬腕垂直书写文字一行，约15～20cm。睁眼或闭眼各书写一次，两行并列。观察两行文字的偏离程度和偏离方向，偏斜不超过5°为正常，超过10°示两侧前庭功能有差异。

③过指试验：检查者与受试者相对端坐，检查者双手置于下方，伸出双食指，请受试者抬高双手，然后以检查者之两食指为目标，用两手食指同时分别碰触之。测试时，睁眼、闭目各做数次，再判断结果。常人双手均能准确接触目标，迷路及小脑病变时出现过指现象。

怎样使用音叉检查听力

音叉是呈“Y”形的钢质或铝合金发声器，各种音叉可因其质量和叉臂长短、粗细不同而在振动时发出不同频率的纯音。音叉检查在鉴别耳聋性质——传音性聋或感音性聋方面，是一种简便可靠的常用诊查方法。

临床听力检查多用C调倍频程五支一组音叉，即C128Hz、C1256Hz、C2512Hz、C31024Hz、C42048Hz，其中以C1和C2最为常用。检查时击动音叉叉臂的上1/3处，每次敲击用力应保持相对恒定，勿用力过猛，否则可产生泛音，甚至损坏音叉，而声音持续时间并不延长。在做气导检查时，音叉应距外耳道口约1cm，两臂的上1/3均应处于外耳道的延长线上，慎勿触及耳廓和鬓发。检查骨导时则以柄端直接贴紧皮面。常用的音叉检查方法有：

（1）任内试验：为对比受试耳气导听力和骨导听力的试验，故又称气骨导对比试验，简称RT。方法：将振动的音叉柄端先抵在受试耳乳突的鼓窦部位，至受试耳听不到时，立刻测同侧气导听力，受试耳通过气导又重新听到声音，示气导>骨导（AC > BC），为阳性（R+），表示正常耳或感音神经性聋。听力正常者，C2512Hz音叉测试时，气导较骨导长2倍左右。反之，若骨导时间长于气导时间（BC > AC），为阴性（R–），表明受试耳有传音性聋。气、骨导时间相等（AC=BC），为R±，示有传音性聋或混合性聋。

（2）韦伯试验：比较受试者两耳的骨导听力的试验方法，又称骨导偏向试验，简称WT。将振动的音叉放在受检者头、额部中线的一点上，也可置于两侧第一上切牙之间，让受检者指出那一耳听到的声音较响。如偏向（W →）自觉听力较好的一侧，示对侧耳有感音神经性耳聋；若偏向自觉听力较差的一侧，示该侧有传音性聋。若双耳听力正常或两耳听觉损害性质相同、程度相等，则无偏向（W ↑）。

（3）施瓦巴试验：此为对比受试耳和正常耳骨导听力的方法，又称骨导对比试验，简称ST。用音叉先试受试耳骨导，至受检者听不到声音时，立即测检查者正常耳的骨导，若检查者仍能听到声音，为施瓦巴试验缩短（S- 缩短），示受试耳为感音神经性耳聋。若受检耳听不到声音时，检查者也听不到，则应颠倒其顺序依上法再试，若受检耳骨导时间长于正常耳，为施瓦巴试验延长（S- 延长），示受试耳为传音性聋。

（4）盖来试验：为试验镫骨是否活动的方法，又称镫骨活动试验，简称GT。先将振动的音叉置于受试耳乳突部，用波氏球或鼓气耳镜抵紧外耳道口加压，若镫骨可活动，则向外耳道内加压时，骨导音减弱，压力复原，则声音随之增大，是为盖来试验阳性（G+）；若镫骨固定，则骨导音无变化，为盖来试验阴性（G-）。此法在耳硬化症及中耳先天畸形及鼓室硬化症的诊断和鼓室成形术前测试听骨链功能等方面均有重要意义。

使用咽鼓管吹张法时的注意事项及禁忌证

用咽鼓管吹张法检查咽鼓管功能时应注意：

（1）导管插入和退出时，动作要轻柔，顺势送进或退出，切忌使用暴力，以免损伤鼻腔或咽鼓管口的黏膜。

（2）吹气时用力适当，用力过猛可致鼓膜穿孔，特别当鼓膜有萎缩性瘢痕时，更应小心。

（3）鼻腔或鼻咽部有脓液、痂皮时，吹张前应清除之。

（4）注意防止受检者因反射性咳嗽、吞咽、嗳气等而造成咽鼓管咽口的外伤。

吹张法的禁忌证有：

（1）上呼吸道有急性感染者。

（2）鼻出血者。

（3）鼻腔或鼻咽部有脓液、溃疡、新生物者。

如何正确掌握耳滴药法

正确的滴耳方法，要注意掌握以下几点：

（1）滴药前用消毒棉签拭干外耳道分泌物，否则滴入的药液会被分泌物阻隔或稀释，从而使药物作用减弱或失效。

（2）滴耳药的温度不宜过凉，以免因冷刺激鼓膜或内耳，引起眩晕、恶心等反应。滴耳药的加温很简单，只需将药液滴在耳廓腔，使其沿外耳道壁缓慢流入耳底，药液自会温暖。切忌将滴药直接滴到鼓膜上。

（3）滴药前应将外耳道拉直，成人的耳廓向后上方牵引，小儿的耳廓向后下方牵引，然后滴药。滴药后轻轻捺压耳屏数次即可。

（4）滴药方法：嘱患者侧卧或将头倒向一侧肩部，使患耳外耳道口朝上，牵引耳廓，拉直外耳道，将药液滴入耳廓耳甲腔内，使药液由此进入外耳道并沿外耳道壁流入耳道深部，捺压耳屏数次即可。滴药量一般每次 2 ~ 4 滴，每日 4 次。若患者自己滴药，应以对侧手指牵引耳廓，同侧手指持滴药管，按上述滴药方法即可。

滴耳药的适应证：多适应于耵聍栓塞、外耳道炎、急慢性化脓性中耳炎、耳道霉菌病，做为软化耵聍、抗炎杀菌、消肿止痛或促使鼓室、外耳道干燥用。

禁忌证：

（1）已经干燥的慢性化脓性中耳炎（穿孔）。

（2）鼓膜外伤，出现裂孔的急性期。

（3）外耳道皮肤药物过敏而呈弥漫性红肿者。

如何检查外耳道及鼓膜

首先受检者侧坐，耳廓朝向检查者；检查者将额镜反光的焦点先投射到受检者的外耳道口处。调整焦距时，检查者可前、后移动头部，使最亮的光点射于被检部位上。对于小儿患者，应嘱其父母将之侧抱坐于大腿上，并用两侧大腿夹住患儿小腿，一手固定其头，另一手绕过其双臂抱住上身，即可进行检查。常用的检查方法有：

（1）徒手检查法：牵拉耳廓及耳屏，使外耳道变直。因为外耳道并非一直线，而是略呈S形弯曲，由外1/3软骨部和内2/3骨部所组成，其中外段方向向内、向后、向上，内段方向转为向内、向前、向下。新生儿呈一裂缝状，幼儿外耳道方向向内、向前、向下，故检查外耳道及鼓膜时必须辅以一定的手法，使外耳道变直，才有利于检查。

①双手检查法：检查者一手将耳廓向后、上、外方轻轻牵拉，使外耳道变直；另手食指将耳屏向前推压，使外耳道口扩大，以便看清外耳道深部及鼓膜。

②单手检查法：如检查者右手需进行操作（如拭洗脓液，钳取耵聍、异物等），则用左手牵拉耳廓进行检查。查左耳时，左手从耳廓下方以拇指和中指挟持并牵拉耳廓，食指向前推压耳屏；查右

耳时，左手则从耳廓上方以同法牵拉耳廓，推压耳屏，即可看清外耳道和鼓膜。

③婴幼儿检查时应将耳廓向后下牵拉，同时将耳屏向前推移，方能使外耳道变直扩大。

（2）耳镜检查法

①窥耳器检查法：窥耳器形似漏斗，口径大小不一。检查时，应根据外耳道的宽窄选用口径适当的耳镜。检查者左手牵拉耳廓使外耳道变直，右手将窥耳器轻轻置入外耳道内，伸入方向应与外耳道纵轴一致，目的在于压倒耳毛。因为通过窥耳器只能看见鼓膜的一部分，故窥耳器不应超越外耳道的外1/3，才便于上下左右移动，以观鼓膜全貌；同时也可避免因置入过深压迫骨部，引起疼痛和咳嗽。如果操作熟练，可在检查左耳时，以左手中指推耳廓向上、后、外方，左手食指和拇指持窥耳器插入外耳道，空出右手操作；检查右耳时，左手中指与食指挟住耳廓将之向后、上、外方提拉，同时左手食指与拇指夹持窥耳器插入外耳道。窥耳器插置妥当后，即可利用额镜反射光线进行检查。

②电耳镜检查法：电耳镜是自带光源和放大镜的耳镜，放入外耳道时也如窥耳器法。此法可检查肉眼不能察觉的较细微的病变，对婴幼儿及卧床患者较方便，在缺乏额镜反射光源的地方尤其重要。

③鼓气耳镜检查法：耳镜漏斗状的远端插入外耳道，近端为一具有放大作用的玻璃片封闭。耳镜的旁侧开一小孔，通过小橡皮管与一橡皮球相接。检查时利用额镜反射光线或电耳镜的光线进行观察，将适当大小的鼓气耳镜置于外耳道内，注意使耳镜与外耳道皮肤贴紧，然后通过反复挤压——放松橡皮球，在外耳道内交替产生正、负压，同时观察鼓膜向内、向外的活动度。鼓室积液或鼓膜穿孔时鼓膜活动度降低或消失，咽鼓管异常开放时鼓膜活动明显增强。鼓气耳镜检查还可发现细小的、一般耳镜下不能发现的穿孔，通过负压吸引作用还可使一般检查时不能见到的脓液从小的穿孔向外流出。此外也可用鼓气耳镜检查镫骨脚板的活动度、迷路有无瘘管，以及进行鼓膜按摩等治疗。

另外，临床上还有鼓膜显微镜、手术显微镜和可屈性纤维内窥镜能更精细地观察鼓膜的各种细微变化，并摄像存档。电鼓室镜可观察鼓室内的各种病变。

临床上常用的耳部影像学检查法

（1）耳部 X 线检查法：颞骨岩乳突部的 X 线拍片是耳部疾病的重要检查方法之一。常用的投照位有：

①乳突侧斜位（35°）：亦称伦氏位。可显示鼓室、鼓窦入口、鼓窦及乳突气房，尚可观察乙状窦板、下颌关节突等。有助于了解中耳乳突的骨质破坏性病变及其范围。

②岩部轴位：又称麦氏位。能显示上鼓室及鼓窦入口。临床上常将该位与伦氏位共同作为中耳乳突 X 线拍片的常规位置。

③岩部斜位：又称斯氏位。主要用于观察内耳道、内耳骨迷路、岩尖等病变。

④颞骨额枕位：又称汤氏位。可观察岩尖、内耳道及内耳。

（2）颞骨 CT 扫描：颞骨 CT 扫描能清晰地显示颞骨的细微解剖结构，如外耳道、鼓室、鼓窦入口、乳突、3 个听小骨、面神经管、内耳道、乙状窦、前庭水管开口、耳蜗、前庭及 3 个半规管等。颞骨 CT 扫描仪不仅可清晰显示颞骨的细微骨性病变，尚可显示其中的异常软组织块影。因此，对耳的先天畸形，颞骨骨折，各种中耳炎症，肿瘤等具有较高的助诊价值。

颞骨 CT 扫描一般采取轴位（横断面）和冠状位，扫描层厚 2mm。轴位以外耳道口上缘与眶上缘顶点的连线为基线，由下而上逐层扫描。冠状面则与听眦线（外耳道口与同侧眼外眦的连线）相垂直，从外耳道口前缘开始，自前而后逐层扫描。

颅脑 CT 扫描对某些耳源性并发症及小脑脑桥角肿瘤的诊断有参

考价值。

磁共振成像可显示与颞骨病变有关的小脑脑桥角及颞叶、脑室等软组织解剖结构变化，如肿瘤、脓肿、出血等。

怎样用咽鼓管吹张法检查咽鼓管的功能

临床上常用的咽鼓管吹张法有：

（1）吞咽试验法：①将听诊管的橄榄头分别置于受试者和检查者的外耳道口，然后请受试者做吞咽动作，根据听诊来判断咽鼓管功能是否正常。②请受试者做吞咽动作，此时观察其鼓膜，若鼓膜可随吞咽动作而向外运动，示功能正常。

（2）捏鼻闭口呼气法：又称瓦尔萨瓦法。受试者以手指将两鼻翼向鼻中隔压紧，闭口，同时用力呼气，空气无其他通路可泄，乃进入咽鼓管，此时受检者感觉鼓膜突然向外膨出，检查者可从听诊管听到鼓膜的振动声，或可看到鼓膜向外运动。

（3）饮水通气法：又称波利策法。受试者含水一口，检查者将波氏球前端的橄榄头塞于受试者一侧前鼻孔，另侧前鼻孔以手指紧压之。告诉受试者将水吞下，于吞咽之际，检查者迅速紧压橡皮球。咽鼓管功能正常者，此时软腭上举、鼻咽腔关闭，同时咽鼓管开放的瞬间，从球内压入鼻腔的空气可逸入鼓室，检查者从听诊管内可听到鼓膜振动声。此法多用在小儿及不合作的成年患者，优点在于不引起咽鼓管咽口外伤，但鼻腔分泌物多者应事先予以清除或禁用。

（4）导管吹张法：咽鼓管导管前端弯曲，末端开口稍大，呈喇叭状。末端开口外侧有一小环，位置恰与导管前端的弯曲方向相反，可指示前端的方向。操作前先清除受试者鼻腔及鼻咽部的分泌物，鼻腔以 1% 麻黄素和 1% 地卡因收缩、麻醉。常用有两种操作方法：

①咽鼓管圆枕法：检查者手持导管末端，前端弯曲部朝下，插入前鼻孔，沿鼻底缓缓伸入鼻咽部。当导管前端抵达鼻咽后壁时，将导管向受检侧旋转 90°，并向外缓缓退出少许，此时导管前端越过咽鼓管圆枕，落入咽鼓管咽口处，再将导管向外上方旋转约 45°，并以左手固定导管，右手将橡皮球对准导管末端开口吹气数次，同时经听诊管听诊，判断咽鼓管是否通畅。吹张完毕，将导管前端朝下方旋转，顺势缓缓退出。

②鼻中隔法：第一法：在受检侧因鼻甲肥大或鼻中隔偏曲而导管不易通过时，可用此法。从对侧鼻腔插入导管，抵达鼻咽后壁后，向受检测旋转 90°，退出至鼻中隔后缘，再向上旋转 45°，同时使前端尽量伸抵受检测，亦可进入咽鼓管咽口。第二法：受检测鼻腔无阻碍者，可用此法。导管前端抵达鼻咽后壁后，将导管向对侧旋转

90°，缓缓退出至有阻力感时，表示已抵达鼻中隔后缘。此时再将导管向下，向受检侧旋转 180°，其前端即进入咽鼓管咽口，固定导管后便可进行打气吹张法。

临床上的听力检查方法

听力检查或称测听是通过观察声刺激所引起的反应，以了解听觉功能状态和诊断听觉系疾病的检查。检查听力可用纯音、噪音、短声或语言（耳语、口语）等，由声源直接或经仪器送到受检耳。听力检查方法很多，根据声刺激所引起的反应可分为两种：一种是观察受检者的主观判断后做出的反应，称主观测听法；另一种是观察不需受检者做出主观判断，也不受主观意识所支配的反应，称客观测听法。

主观测听法包括耳语检查、秒表检查、音叉检查、纯音测听法、语言测听法以及一部分伪聋检查等。这些方法有的观测其听距，有的测听时，观测其听敏度。但不论何种方法都是根据受检者的主观判断，可受到受检者主观意识及行为配合的影响；故在某些情况下（如双耳伪聋、弱智、婴幼儿等）其结果不能完全反映受试者的实际听功能水平，甚至无法进行检查。

客观测听法可归纳为非条件反射测听法、条件反射测听法、阻抗测听法和电反应测听法四类。非条件反射测听法是观察声刺激所引起的心率、呼吸节律的改变和转头、眨眼等生理反应。例如观察手指血容量变化的末梢血管反应测听，观察记录婴儿对声刺激的肢体反应的摇篮测听图等。条件反射测听法是通过建立声刺激和某种生理反应之间的条件反射，然后观察这种生理反应的改变，判断听觉状态。例如，皮肤电阻测听法是建立声刺激和出汗之间的条件反射，再利用出汗时皮肤电阻改变以检查听力；又如配景测听法是利用幼儿对图片或玩具的兴趣先建立声刺激和按电钮亮灯而看到景物之间的条件反射，然后逐渐降低声刺激的强度以测试儿童的听阈。阻抗测听法和电反应测听法是利用中耳对声波的阻抗现象和耳蜗、脑干或皮层等生物电现象测试听力。客观测听法不需根据受检者的主观判断，不受年龄、意识等方面的影响，因此检查的结果比较精确可靠，特别是对婴幼儿测听及鉴别器质性和非器质性聋更具有实用价值。

咽鼓管吹张时怎样进行听诊诊断

（1）咽鼓管通畅：检查者可经听诊管清楚听到柔和的吹风样“嘘嘘”声及鼓膜膨出时的振动声，受检者清楚感到有空气进入耳内。

（2）咽鼓管轻度狭窄：检查者可听到尖锐的吹风声及轻微鼓膜膨出时的振动声，受检者感到有微量气流进入耳内。

（3）咽鼓管狭窄：检查者听到“吱吱”声，无鼓膜膨出时的振动声，受检者不易察觉有空气进入耳内。

（4）咽鼓管阻塞或闭锁：检查者听不到声音，受检者完全无空气进入耳内的感觉。

（5）鼓室内积液：可听到水泡音或捻发音。

（6）鼓膜穿孔：检查者可感到有空气吹入自己外耳道内，受检者也觉有空气从耳内吹出。

当小儿听力下降时，应如何选择听力检查

现代新型测听仪器为非行为测试，不受被检查者主观意识支配，而是对声音的一种生理反应，属客观测听，对小儿听力检查非常有用。如具有客观性的声阻抗测试，能鉴别耳聋的类型、病变的性质和部位，又能测试咽鼓管功能的正常与否；电反应测听（ERA），对婴幼儿的传音性聋、感音性聋以及蜗后聋能客观地提供可靠依据，最适用于婴幼儿听阈检查。所以，当3岁以下的婴幼儿对外界声音反应不敏感，听力下降时，应着重进行现代客观测听检查，特别是具有代

表意义的声阻抗测试和电反应测听（ERA）检查，争取对小儿耳聋做到早发现、早处理、防聋哑。

怎样判断孩子患了急性化脓性中耳炎

中耳腔形似扁鼓，腔内有连在一起的三块小骨头叫听骨链，起传导声音的作用，鼓膜将中耳腔与外耳道分开，中耳腔内有与鼻咽部相通的耳咽管的耳端开口。小儿的耳咽管比成人的短，而且粗直。由于小儿抵抗力低，极易患上呼吸道感染、急性鼻炎、鼻窦炎、扁桃腺炎、出麻疹、水痘，这时鼻咽部分泌物增多，细菌就会沿着短而粗的耳咽管进入中耳腔；有些母亲习惯躺着喂奶，由于婴儿呛奶，奶液经耳咽管进入中耳腔；游泳时由于跳水姿势不正确或呛水，不洁净的污水自鼻腔呛入中耳腔。所有这些，均会引起急性化脓性中耳炎。孩子初期表现像是“感冒”，发热可达39℃，耳内剧痛使小儿哭闹，睡眠不安，经过两天左右，中耳腔化脓穿破鼓膜流到外耳道，孩子疼痛减轻，体温下降，这时可以肯定孩子得了急性化脓性中耳炎。

患者哪些表现可以帮助做出诊断

分泌性中耳炎患者常在感冒后合并上呼吸道感染，局部检查多有鼓膜充血、混浊，呈毛玻璃状，失去正常光泽。鼓室积液后鼓膜常呈淡黄色、橙红色、琥珀色、乳白色或灰白色。积液多时可见鼓膜有液平面，凹面向上，有时可见气泡。积液多时鼓膜外突，活动受限，鼓膜穿刺可抽出液体。大龄儿童诊断不难，小儿患病常无主诉，但有以下表现，可助诊断。①不能准确说出或指出声音的来源地，当被呼唤时头部常转错方向；②对一般谈话常无反应，必须大声或拍击其肩背后才引起注意；③与别人交谈时常问“什么”而需再重复一遍；④在嘈杂的环境中更听不到他人说话的内容；⑤常发生不听、不注意或对他人不理睬的行为；⑥看电视常坐在近处，或将电视音量调高；⑦喜欢单独行动，不愿参加集体活动；⑧不能正确地按口头指令中几个环节一一去做，或执行时表现犹豫；⑨说话或朗读过程中音调逐渐提高。声导抗检查对小儿分泌性中耳炎的诊断具有重要价值。

孩子得了中耳炎会有哪些异常表现

可以从以下几个方面来分辨。一是患耳附近头部剧痛，不肯吃东西、哭闹，不愿入睡。耳朵的构造很特殊，里面是骨头，外面包着一层皮肤，两者间没有其他可起到缓冲作用的肌肉组织等。所以，中耳炎一旦发病，会剧痛难忍。婴儿虽然说不出来，可是只要动动嘴，不管是吸吮和吞咽动作，都会压迫感染部位感到疼痛。因此，宝宝可能会在吃东西时烦躁、哭闹，也可能不愿入睡。二是发热，中耳炎往往伴随着突然发热，体温可升至37.8 ~ 40℃。三是看有无化脓，如果耳朵中流出黄色、白色或者含有血迹的液体，那么你的宝宝肯定是患上了中耳炎。流出的脓液说明原本留存于中耳的液体已经冲破了耳膜。虽然这种症状对身体的危害并不像表面看起来那么可怕，但仍然需要到医院请医生做专业处理。四看是否出现听力障碍，分泌性中耳炎不会流脓，但是会有液体大量存留于中耳部位，可能给宝宝造成暂时性的听力障碍。具体的表现为，他可能会把电视机的音量放得比平时更大，或者经常会要求你重复刚刚讲过的话。

“隐性中耳炎”是怎么回事

小孩听力下降当心“隐性中耳炎”。需要注意的是，化脓、疼痛等症状消失，并不意味着小儿中耳炎已经好了，必须要等听力完全恢复才算是康复。急性中耳炎继续发展，可能发展成分泌性中耳炎，而分泌性中耳炎是中耳的非化脓性炎症，以鼓室积液和传导性耳聋为主要特征。分泌性中耳炎是儿童致聋的主要原因之一，且发病率有上升趋势，如果不治疗，或反复发作，中耳内分泌物中的毒素可能会引起内耳损伤，从而导致不可恢复的神经性耳聋，不仅影响到听力，其对语言、认知发育等都会有影响。少数分泌性中耳炎患儿可能有耳内闷胀堵塞感，或有轻微胀痛，伴有听力减退、自听增强和耳鸣。但多数患儿常无明显主诉，尤其是单侧耳朵患病，常常是在体检中才能被发现。如果发现小孩看电视声音开很大，或者对家人呼唤反应迟钝，或者上课注意力不集中、学习成绩下降时，应该想到这个问题。

第4章

治疗疾病

合理用药很重要，综合治疗效果好

中耳炎的治疗应注意哪些事项

很多患过中耳炎疾病的人都清楚，常规药物治疗很难有效，日久病情缠绵难愈，并发症增多，如各种脓肿、面瘫、迷路炎、颅内并发症等，因此需要及时手术治疗。

（1）小小中耳炎危害如此大：中耳炎分为急性中耳炎和慢性中耳炎，急性中耳炎如果治疗不及时、不彻底，则大多可能转为慢性中耳炎，如果有慢性鼻炎、慢性鼻窦炎及慢性扁桃腺炎存在，细菌可能反复侵入中耳腔，并潜伏下来导致慢性中耳炎。

对中耳炎患者来讲，最让人担心的是出现并发症，在出现并发症以前，患者往往毫无感觉，一旦出现，病情往往较重，有的甚至有生命危险。中耳炎常见并发症有脑膜炎、脑膜外脓肿及脑脓肿、面瘫、迷路炎等，无论出现哪一种情况，都可能有生命危险。

（2）听力重建术轻松告别中耳炎：药物治疗中耳炎只能缓解病情，如果采用传统手术，将造成创伤大，会反复发作，非常痛苦。采用听力重建技术彻底解决中耳炎症及听力下降问题，同时修复鼓膜及重建听骨链，有效地防止了再次复发的可能性，真正能够做到彻底治愈。

小儿中耳炎的治疗方法

中耳炎是耳部最常见的一种疾病，中耳炎是累及中耳全部或部分结构的炎症性病变。那么小儿中耳炎怎么治疗呢?

中耳炎早期会出现如中耳炎、轻微的耳痛、耳闷及堵塞感等症状，常被患者忽视而失去了最佳治疗时间。因此感冒后要留意一下自己的听力，以便及早发现，及时治疗。一旦迁延成为慢性中耳炎，在日常生活中就会增添不少的麻烦。在临床上，医生把慢性中耳炎分为三大类型：单纯型、骨疡型和胆脂瘤型。其中值得一提的是胆脂瘤型，又称危险型。所谓胆脂瘤实质并非肿瘤，其外包以纤维组织，内含坏死上皮、角化物、胆固醇结晶。但它能破坏骨质，具有恶性肿瘤的特征。若骨质广泛遭到破坏，则会引起一系列的并发症，严重者造成脑脓肿，危及生命。

现在绝大部分慢性化脓性中耳炎可以通过手术的方法进行治疗。

治疗小儿中耳炎的目的：一是清理或清除病灶，以达到停止流脓，预防中耳炎的并发症发生；二是通过鼓膜修补或者进行中耳内的听小骨重建，达到提高听力的效果。

小儿中耳炎一旦发现，就应及时治疗。对于中耳炎治疗是否及时、彻底，与听力的关系很大。早期争取一次性治愈是保护小儿听力不受损害的关键。

推荐疗法：鼓室成型手术疗法高效治疗中耳炎重建健康听力，彻底根除中耳炎等耳科疾病——鼓室成形术是一种可以高效治疗中耳病灶和重建鼓室传音结构的手术，目的是清除病灶，并修复鼓膜及重建听骨链，以达到提高听力的目的。

鼓室成型手术疗法具有以下优势：

（1）可高效治疗所有耳病及并发症。鼓室成型手术通过切除中耳及周围骨质中病变组织藏匿的所有腔隙，最大限度地减少病灶的残留，并全面恢复听骨链的连续性。

（2）修复听骨链，重建听力：患者接受手术治疗后，穿孔鼓膜封闭形态接近正常，重建后听骨链的活动性及连续性良好，手术后听力会逐渐提高，3个月后明显提高。

（3）手术伤害小、并发症少。

慢性化脓性中耳炎的诊治

（1）确定中耳炎的类型。①单纯型：最常见，多于上呼吸道感染后出现，耳流脓，多为间歇性，呈黏液性或黏液脓性，一般不臭。量多少不等，上呼吸道感染时，脓量增多。②骨疡型：又称坏死型或肉芽型，多由急性坏死型中耳炎迁延而来。组织破坏较广泛，特点是耳流脓多为持续性，脓性间有血丝；③胆脂瘤型，但非真性肿瘤，耳内流脓量少，可有白色鳞片、豆渣样物，恶臭。有时可出现头痛及听力明显下降。

（2）积极治疗上呼吸道病灶性疾病，如慢性鼻窦炎、慢性扁桃腺炎。

（3）药物治疗：单纯型以局部用药为主：可用抗生素水溶液或抗生素与类固醇激素类药物混合液，如0.25%氯霉素液、氯霉素可的松液、氧氟沙星滴耳液等。

（4）局部用药注意事项：①用药前先清洗外耳道及中耳腔内脓液，可用3%双氧水或硼酸水清洗，后用棉签拭净或以吸引器吸尽脓液，方可滴药。②脓量多时用水剂，量少时可用硼酸酒精。

（5）滴耳法：患者取坐位或卧位，患耳朝上。将耳廓向后上方轻轻牵拉，向外耳道内滴入药液3～4滴。然后用手指轻按耳屏数次，促使药液经鼓膜穿孔流入中耳。数分钟后方可变换体位。注意滴耳药液应尽可能与体温接近以免引起眩晕。

（6）鼓膜大穿孔影响听力，在干耳后2个月左右可行鼓膜修补术或鼓室成形术。

（7）骨疡型中耳炎，引流通畅者，以局部用药为主，但应注意定期复查。引流不畅或疑有并发症者及胆脂瘤型中耳炎。应及早施行改良乳突术或乳突术，彻底清除病变，预防并发症。

中医辨证看中耳炎

（1）肝胆火盛、邪热外侵型：症见起病较急，耳内疼痛，并见耳鸣，听力障碍，耳内胀闷感。听力检查为传导性耳聋。全身有恶寒发热、头痛、鼻塞流涕等症，或见口苦咽干，小便黄赤，大便秘结，舌红苔黄，脉弦数。治宜清泻肝火，解毒消肿。

（2）脾虚湿困、亡犯耳窍型：症见耳内流脓，经年累月，时重时轻，缠绵日久，流脓量多而清稀，无明显臭味。全身可有头晕头重，倦怠乏力，纳少腹胀，大便时溏，面色萎黄无华，唇舌淡白，脉缓细弱等症状。治宜健脾渗湿，补托排脓。

（3）肾元亏损、邪毒停聚型：症见耳内流脓，日久不愈，或时流时止，流脓量不甚多，听力减退多较明显。听力检查多呈混合性耳聋。全身可见头晕神疲，腰膝酸软，遗精早泄，脉细弱等肾虚症状。治宜补肾培元，去湿化浊。

浅谈慢性中耳炎的预防和治疗

人耳分为外耳、中耳和内耳三部分。中耳是一个重要的传音器官，中耳感染主要引起传导性耳聋。中耳通过非常薄的骨壁和两个窗膜与颅内及内耳相通，通过咽鼓管与鼻咽腔相通。所以外耳道的炎症、鼻腔、鼻窦及鼻咽部等上呼吸道的感染均可造成中耳炎。治疗不当或不治疗还可引起内耳及颅内感染。

儿童器官发育尚未成熟，其咽鼓管的解剖特点更易使鼻部感染引入中耳，造成反复发作的分泌性中耳炎及化脓性中耳炎。患者最初的临床表现为耳部闷胀感、耳疼、听力下降等症状。慢性化脓性中耳炎患者还有间断性或持续性耳流脓、流水，可迁延数年至数十年。严重者可出现眩晕、头痛、发热、恶心、呕吐及面瘫等症状。这些现象提示慢性中耳炎出现了颅内和颅外并发症，病情危重。胆脂瘤型中耳炎早期临床症状相对隐蔽，由于鼓膜穿孔部位高，脓液排出不畅，患者仅诉偶有耳流脓，时头痛，渐进性听力下降。同时胆脂瘤上皮堆积对骨质的破坏性很大，如不及时治疗极易引起颅内、颅外并发症。

夏季是外耳道炎、中耳炎的高发季节，医生建议在伤风感冒时不要用力擤鼻，应早期鼻腔点药及全身用药；不要用不洁的锐器（如火柴棍、发卡等）掏耳；游泳前要常规体检，清除耳道内栓塞的耵聍，防止其遇水泡涨后引发急性外耳道炎。慢性中耳炎或鼓膜穿孔者不要游泳。应积极治疗中耳炎，包括耳的局部清洗、点药及必要时全身抗生素的应用。长期耳流脓者突然流脓减少或出现脓血性分泌物，伴有头痛、发热、眩晕、面瘫等症状者应尽早到专科医院就诊。必要时做影像学和听力学检查。慢性中耳乳突炎的早期治疗不但可减少并发症还可以保存良好的听力。胆脂瘤型中耳炎和骨疡型中耳炎则应手术治疗。在手术显微镜下彻底清除病灶，根据病损的不同采用不同的术式，同时尽可能地完成听力传导的重建，包括人工听骨和鼓膜修补等手术。使患者在祛除病灶的同时得到一个较好的听力。

分泌性中耳炎应该如何治疗

清除中耳积液，改善中耳通气引流及病因治疗为本病的治疗原则。

1. 清除中耳积液，改善中耳通气引流

（1）鼓膜穿刺抽液：成人用局麻。以针尖斜面较短的 7 号针头，在无菌操作下从鼓膜前下方刺入鼓室，抽吸积液。必要时可重复穿刺，也可于抽液后注入糖皮质激素类药物。

（2）鼓膜切开术：液体较黏稠，鼓膜穿刺不能吸尽；小儿不合作，局麻下无法做鼓膜穿刺时，应做鼓膜切开术。手术可于局麻（小儿须全麻）下进行。用鼓膜切开术。用鼓膜切开刀在鼓膜前下象限作放射状或弧形切口，注意勿伤及鼓室内壁黏膜，鼓膜切开后应将鼓室内液体全部吸尽。

（3）鼓室置管术：病情迁延不愈，或反复发作；胶耳；头部放疗后，估计咽鼓管功能短期内难以恢复正常者，发起人应做鼓室置管术，以改善通气引流，促使咽鼓管恢复功能。通气管留置时间一般为6～8周，最长可达半年至1年。咽鼓管功能恢复后取出通气管，部分患者可自行将通气管排出于外耳道内。

（4）保持鼻腔及咽鼓管通畅：可用1%麻黄碱液或与二丙酸倍氯米松气雾剂交替滴（喷）鼻，每日3～4次。

（5）咽鼓管吹张：可采用捏鼻鼓气法、波氏球法或导管法。尚可经导管向咽鼓管咽口吹入泼尼松龙，隔日1次，每次每侧1ml，共3～6次。

2. 积极治疗鼻咽或鼻腔疾病　如腺样体切除术，鼻中隔矫正术，下鼻甲手术，鼻息肉摘除术等。扁桃腺特别肥大，且与分泌性中耳炎复发有关者，应作扁桃腺摘除术。

3. 抗生素或其他合成抗菌药　急性期可用如头孢拉定0.5g，

4次/天；氧氟沙星0.1～0.2g，3～4次/天；小儿可用氨苄西林50～150mg/（kg·d），或羟氨苄西林口服，0.15g，3次/天，第3代头孢菌素头孢美特酯0.25～0.5g/次，2次/天，小儿10mg/kg，2次/天，对流感嗜血杆菌，肺炎链球菌等致病菌抗菌作用较强，可用于对其他抗菌药物不敏感者。

4.糖皮质激素类药物　地塞米松或泼尼松等口服，做短期治疗。

航空性中耳症状应如何治疗

航空性中耳炎的定义：是指在飞机从高空急速下降时引起鼓室内外伤压力相差较大所造成的中耳损伤，又称耳气压伤或气压损伤性中耳炎。另外，潜水作业、低压舱工作、高压氧治疗时也可发生。

（1）引发航空性中耳炎的原因：当咽鼓管功能异常（上呼吸道感染、鼻炎、鼻窦炎、鼻及鼻咽部肿瘤等疾病）、飞机飞行高度改变时、飞机下降速度过快均可导致发病。此外，入睡的旅客、昏迷患者、精神过于集中的机组人员也容易患耳气压伤。

（2）航空性中耳炎是如何发病的：中耳鼓室通过咽鼓管与外界相通，以保持气压的平衡。这种相通具有单向活门性，即中耳鼓室的气体可以自由逸出，而外界气体进入却必须借助吞咽动作才能完成。当飞机上升时，外界气压急速下降，鼓室内正压使鼓膜向外突出，鼓室内的气体向外逸出以保持鼓室内气压基本保持平衡，不易发生中耳损伤；而飞机下降时外界气压急速增大，鼓室内就相对形成负压状态使鼓膜内陷，外界气体无法进入鼓室，导致中耳负压增加，引起中耳损伤。

（3）航空性中耳炎的症状：自觉症状包括耳内堵塞感、耳鸣、耳痛、听力下降、眩晕等。检查所见轻重不一，可以表现为鼓膜充血内陷、鼓室积液（稀薄的金黄色浆液性分泌物）或鼓室积血（黏膜血管破裂，鼓室内积留新鲜血液），严重时还可出现鼓膜破裂。

（4）重在预防：航空性中耳炎关键在于预防：咽鼓管功能异常者不宜乘坐飞机；乘飞机前应用麻黄素滴鼻以减轻咽鼓管口黏膜肿胀；在飞机下降时，多做吞咽、咀嚼、打呵欠等动作，或捏鼻鼓气调节鼓室内外气压。

（5）治疗原则：发生航空性中耳炎后，治疗越早，治疗效果越好，所需治疗越简单。治疗中可行吞咽、咀嚼、打呵欠等动作。鼻部可滴用麻黄素等血管收缩剂；有鼓室积液、积血者宜在无菌状态下行鼓膜穿刺抽吸术；鼓膜穿孔者用消毒棉球塞住外耳道，保持干燥，全身应用抗生素待其自行愈合；不能自愈者可行鼓膜成形术。对屡患航空性中耳炎者，应寻找病因并去除病因。

治中耳炎的小偏方

取壁虎一只，香油 10 ~ 20g。先用铁锅将油烧开，再将壁虎放入锅内，待壁虎炸焦时取出，剩下的油就是“壁虎油”，待冷却后贮瓶备用。患有中耳炎时，可将此油滴入患病耳内，每次 1 ~ 2 滴，每日一次，一般一个星期后可获良效。

小儿急性中耳炎并发面瘫怎样治疗

急性中耳炎并发面瘫的病理至今还不明确，可能是由于感染和面神经管周围的骨炎影响了面神经，或是由于细菌毒素造成面神经脱髓鞘病变，也可能是因血栓产生的梗死导致面神经缺血。

急性中耳炎而致的不完全面瘫，在早期行鼓膜切开和应用足量抗生素后一般都能治愈，这一点已得到普遍认可。但对完全性面瘫的治疗方法各家意见不一。有的学者认为，当完全性面瘫表现出一种或几种预后不良的症状，如泪液或唾液量减少，神经传导异常，应即行面神经减压；而另一些学者主张，在完全性面瘫期只需行乳突根治术，只有对面神经功能迟迟不恢复的患者才做面神经减压术。

英国国立儿童医疗中心收治 10 例急性中耳炎所致的面瘫，10 例中不完全性面瘫8例，完全性面瘫2例。前者经静脉用广谱抗生素及鼓膜切开术后，除1例9个月恢复外，均于1 ~ 60天内完全恢复；后者经上述治疗一周后因持续发热及耳溢而行完壁式乳突根治术（未做面神经减压），2例分别在3个月和7个半月后完全恢复。

对急性中耳炎而致的面瘫，除了面神经受压产生病变外，行手术减压的必要性值得怀疑，特别是因血栓梗死而致的面瘫，过多地分离，暴露水肿缺血的面神经，反而会使其受到进一步的损伤，认为用最保守的方法有效地处理面神经管周围的炎症，彻底清除病灶，控制感染而不需行面神经减压就能使面神经功能得到良好的恢复。

急性化脓性中耳炎会引起头痛，应怎样治疗

该病引起头痛多在渗出期，这是因为急性化脓性中耳炎时中耳腔内黏膜发生化脓性炎症，病变严重或病程久者炎症可累及黏膜下层及骨膜，由于炎症，鼓室内的渗出物堆积，压力逐渐增高，直接压迫鼓膜产生耳道深部疼痛，重者可出现搏动性痛或刺痛。由于刺激鼓室丛和鼓膜表面的三叉神经分支和耳颞神经末梢引起向同侧颞顶枕部放射痛，这种疼痛多呈持续性、搏动性痛。

耳痛是早期的临床症状，耳痛剧烈，一旦鼓膜穿孔或切开引流后疼痛即减。其次是耳聋耳鸣、眩晕，这些症状早期均被耳痛所掩盖，易被忽视。全身症状视患者抵抗力和感染细菌的毒力而不同，常有畏寒、发热、周身不适及食欲不振。

头痛特点表现在发病初期，剧烈耳痛在先，然后向患耳同侧的颞顶枕部放射，引起难以忍受的半侧头痛。直到鼓膜穿孔，脓汁溢出后，鼓室内压力下降，耳内痛立刻缓解，头痛也随之减轻或消失。

急性化脓性中耳炎分两步治疗：

（1）全身治疗：积极进行病因治疗，预防发生并发症。早期选用敏感抗生素，控制感染，防止转变为慢性中耳炎。

（2）局部治疗：鼓膜穿孔前，耳道内滴用2%酚甘油以减轻耳痛和促进局部炎症消退。鼓膜穿孔后，以保持良好的引流为目的。局部清洗上药，有利于炎症局限和消退。条件允许者，可配合物理疗法，有助于止痛和消炎，并且缩短病程。

小儿急性中耳炎发热怎样处理

小儿一旦出现发热、耳痛等症，应及时去医院就诊，此时查体若见鼓膜充血、膨隆，甚至耳道出现脓性分泌物，可考虑为急性化脓性中耳炎。

本病一经确诊，应及时治疗，以免迁延转为慢性，或引起化脓性脑膜炎等严重并发症。因本病属化脓菌感染，故临床治疗首先应及时给予有效的抗生素，其次应注意保持耳部消洁，及时清洗外耳道脓液，用各种消炎药水滴耳。洗耳药一般予3%的过氧化氢液。滴耳消炎药一般可酌选庆大霉素、氯霉素、卡那霉素等。

在治疗本病的同时，应注意清除耳周围的感染病灶，如鼻炎、扁桃腺炎、鼻窦炎等。若患儿在病程中突然出现高热、寒战、抽风，应警惕急性化脓性脑膜炎。若本病历经3～4周仍不愈，身热不退，流脓量多，耳后乳突红肿疼痛，甚至出现耳后脓肿，则为并发急性乳突炎，必要时可行乳突凿开术。

此外，若耳痛明显，尚可予止痛药缓解疼痛，并嘱家长加强护理，注意保证患儿休息，多饮水，予软食等。

慢性化脓性中耳炎中医治疗

中医认为慢性化脓性中耳炎属“脓耳”范畴，辨证论治多分为两型：①脾虚湿聚：耳内长期流脓，脓液白黏量多，无臭味；鼓膜穿孔为中央性大穿孔；伴面色萎黄，倦怠乏力，腹胀纳少，便溏不爽；

舌淡苔白腻，脉细无力。治宜益气升清，补托排脓。方用托里消毒散加减：黄芪 30g，党参 15g，白术 15g，茯苓 15g，金银花 20g，桔梗 15g，白芷 15g，皂角刺 30g，川贝母 15g，黄柏 10g，苦参 15g；水煎内服。外用红棉散（枯矾 30g，干胭脂 10g，麝香 1g。共研细面）喷入耳中；或用耳炎灵小纱条塞入外耳道，每日换药 2 ~ 3 次。②邪滞骨腐：耳内流脓臭秽，如豆腐渣样，时多时少；听力明显减退；鼓膜呈松弛部穿孔或边缘性穿孔，脓质污秽有臭味；X 线乳突片常提示有骨质破坏；常有腰痛膝软，五心烦热；舌红少苔，脉细数。治宜益肾降火，活血通络。方用知柏地黄汤加味：熟地黄 20g，山药 15g，山萸肉 15g，茯苓 12g，丹皮 15g，泽泻 15g，知母 15g，黄柏 15g，生大黄 10g（后下），桃仁 15g，红花 10g，全蝎 10g；水煎内服。外治须做乳突根治术，以彻底清除病灶，防止并发症的发生。

耳鼻咽喉科临床中使用抗生素应注意哪些事项

（1）应力求明确诊断，特别是明确感染的病原微生物，做到有的放矢。为此，应尽可能作细胞学检查和药敏试验。

（2）警惕药物可能引起的过敏反应。除皮试外，尤应询问药物过敏史或一般过敏史。要注意青霉素类抗生素彼此有交叉过敏现象，另外，对青霉素过敏者对先锋霉素的过敏发生率比一般人高。

（3）用药前应了解其代谢途径和排泄是否受肝肾功能的影响。有些抗菌药物可进一步加重原有肝肾功能的损害，此时即使停药后肝肾功能有所好转，也不宜再用。

（4）作为耳鼻咽喉科医生，对氨基糖苷类等药的耳毒性应有更高的警惕性，不可滥用。

（5）对预防用药要严加控制。就耳鼻咽喉科来说，预防用药仅适于：①风湿性或先天性心脏病患者行扁桃腺摘除术；②严重感染性病灶的清除；③大的肿瘤手术；④听功能性手术或其他成形、修复和重建手术；⑤耳鼻咽喉外伤。

（6）用药剂量应适当，疗程应充足。

（7）小儿、孕妇以及老年人使用抗菌药物应特别慎重。小儿肝功能发育不全，最好避免用在肝内代谢和从胆道排泄的药物（如氯洁霉素等）；氨基糖苷类药物可通过胎盘对胎儿产生耳毒性作用，应引起注意。

（8）联合用药及配伍禁忌联合用药适用于：①病情较重，虽然致病微生物尚未明确，但已明确为感染性疾病；②确诊为混合感染；③减少耐药性，以产生更好的抗感染之效果。在这方面要注意某些抗生素彼此可有拮抗作用，如青霉素与四环素、青霉素与氯霉素在体内对肺炎球菌及链球菌发挥作用时彼此有拮抗作用；另一些抗生素合用比单用毒性强，如注射用先锋霉素与氨基糖苷类合用就比单独使用对肾脏的毒性作用大；另外还应注意不同药物混合于注射器或输液瓶时，可能发生化学反应，如羧苄青霉素与庆大霉素相混合就可彼此失效。

耳源性脑脓肿应如何处理

耳源性脑脓肿一经确诊，常做以下处理。

（1）急行乳突探查术及脓肿穿刺术：术中若见鼓窦盖、乳突盖或乙状窦板有破坏，应扩大暴露至正常界限。骨壁完整者应磨开骨壁探查，暴露颞叶及小脑硬脑膜。硬脑膜充血、增厚、肉芽形成，张力大，搏动消失等是脑脓肿的可疑征象。颅内压甚高，病情笃重，有脑疝危象者，可先钻颅穿刺抽脓，或做侧脑室重引流术，待颅内压降低后再做乳突手术。

（2）脓肿处理：①穿刺抽脓：在严格消毒后，经乳突腔穿刺抽脓。②切开引流：适用于脓肿表浅，已形成硬脑膜脓瘘者。③脓肿摘除，对脓肿包膜较厚，经反复穿刺抽脓无效，或多房性脓肿、多发性脓肿等，均应开颅摘除脓肿。

（3）足量、适宜的抗菌药物：病变的早期可用大量的广谱抗生素如青霉素，或红霉素与氯霉素，或环丙沙星与氨苄青霉素，或头孢菌素联合静脉滴注，待细菌学检查结果明确后，参照检查结果选用适当的抗生素。

（4）处理好对症治疗的矛盾：从颅内病变看，需要脱水、降颅压，而从全身情况看，又往往需要补水、纠正电解质紊乱。要坚持脱水（用20%甘露醇与50%葡萄糖交替注射，必要时可用速尿）、降颅压治疗为重点，同时定期检查血清钠、氯、钾等电解质情况，防止全身性脱水和电解质紊乱，一般可采用高渗的糖和低渗的盐相结合的补液方法。地塞米松等肾上腺皮质类固醇激素对减轻脑水肿、提高机体的应激能力有良好的作用。

（5）出现脑疝或脑疝前期症状时，应立即静脉推注20%甘露醇等脱水剂，气管插管，给氧，人工呼吸，并紧急作脑脓肿穿刺术，抽出脓肿，必要时可先行侧脑室引流以降低颅内压，然后再作脓肿穿刺抽脓。

耳源性脑膜炎的治疗

首先用足量抗生素治疗，如青霉素200万~400万U，肌内注射，每4小时1次；或氨苄青霉素150mg/（kg·d）；同时口服磺胺嘧啶，或磺胺二甲嘧啶，它们能通过血脑屏障进入脑脊液。如患者呕吐，则改做肌内或静脉注射。

在足量抗生素或合成抗菌药物的控制下，应急行乳突切开术，清除病灶，通畅引流。同时注意支持疗法，保持水和电解质平衡。另外亦可酌情应用类固醇激素，如地塞米松10mg，静脉注射，每日1次。

耳源性脑膜炎的主要临床表现

耳源性脑膜炎是急性或慢性化脓性中耳乳突炎所并发的软脑膜、蛛网膜的急性化脓性炎症。按病变范围，本病可分为局限性及弥漫性两类。前者指局部蛛网膜与软脑膜之间的化脓性病变，又称硬脑膜下脓肿。一般所指耳源性脑膜炎为弥漫性化脓性软脑膜与蛛网膜炎。

此病来势凶猛，其症状有弥漫性头痛，畏寒，发热可达40℃以上，恶心，呕吐常为喷射性。患者烦躁不安、容易激动，不久出现谵妄以致神志昏迷，呈潮式呼吸，提腿试验（Kernig 征）及划跖试验（Babinski 征）均为阳性，腱反射亢进。颈有抵抗或颈项强直，甚则角弓反张。脑脊液压力增高、混浊、细胞数增多，以多形核白细胞为主，蛋白含量增高，糖含量降低，氯化物减少。细菌培养可为阳性，致病菌种类与耳内者相同。血中白细胞增多，多形核白细胞增加。

本病与流行性脑膜炎在症状、脑脊液常规检查结果虽相同，但流行性脑膜炎有一定的流行季节、流行病史，有皮肤、黏膜瘀斑及出血点。同时，流行性脑膜炎细菌培养结果为脑膜炎双球菌，耳源性者则为金黄色葡萄球菌、乙型溶血性链球菌、变形杆菌、绿脓杆菌等。

何谓乙状窦血栓性静脉炎

乙状窦血栓性静脉炎是伴有血栓形成的乙状窦静脉炎。右侧多见。为常见的耳源性颅内并发症。

乙状窦血栓性静脉炎的发生，是由于中耳乳突的化脓性病变，侵蚀乙状窦骨板，先形成乙状窦周围脓肿，尔后产生乙状窦壁血栓，血栓变为脓毒性，逐渐增长，最后闭塞窦腔而形成。如细菌侵入血栓而致感染化脓时，可形成乙状窦脓肿；带菌的栓子脱落，可随血流向全身播散，引起远隔脏器的化脓性病变及脓毒败血症。乙状窦血栓静脉炎向邻近组织扩散，可引起硬脑膜下脓肿、脑膜炎、小脑脓肿等。若感染得到控制，血栓发生机化，以后血管新生，窦腔可重新贯通。

乙状窦血栓性静脉炎的典型表现为：患者发冷或寒战，体温突然升高到40℃左右，再迅速下降；降温伴有大汗淋漓；发热时患者有头痛、脉速、全身不适等症状。上述症状多在每日下午或晚上发生一次，但亦可一天数次，在寒战间歇期患者可无症状。晚期患者可发生贫血。患侧耳后、枕后及颈部疼痛，乳突后方轻度水肿；同侧颈部可触及到条索状肿块，压痛明显。乙状窦壁完全闭塞时，产生头痛、视神经乳头水肿、脑脊液压力增高和Tobey-Ayer氏试验阳性。实验室检查可发现白细胞明显增多，多形核白细胞增加，血红蛋白及红细胞减少。寒战、高热时，可培养出致病菌如变形杆菌、金黄色葡萄球菌等。

本病的诊断一般不难。慢性化脓性中耳乳突炎或急性中耳乳突炎，特别是胆脂瘤型中耳炎，若局部引流受阻，或在急性发作后，出现周期性发作的畏寒、寒战、高热等典型症状，均应疑及本病。通过血液涂片查疟原虫或肥达反应等实验室检查，可与疟疾、伤寒相鉴别。

治疗：对乙状窦血栓性静脉炎，应以手术治疗为主，辅以足量的抗生素及支持疗法。①疑为本病时，急行乳突切开术，探查乙状窦，清除病灶，通畅引流。窦内血栓不必取出，遇有乙状窦脓肿时，应将窦内病变组织全部清除。②在急性发作期，首先使用大剂量抗生素治疗，最好按细菌培养测定敏感的抗生素进行静脉滴注，但不能等待，在未得到报告时即应选用广谱抗生素如氨苄青霉素、红霉素、卡那霉素等。③对贫血患者，应注意输血、输液及补充维生素。

硬脑膜外脓肿的感染途径、临床表现和处理

硬脑膜外脓肿是发生于颅骨骨板与其相邻的硬脑膜之间的脓肿。其感染途径是慢性化脓性中耳乳突炎急性发作时，炎症经破坏、缺损的骨壁或随血栓性静脉炎侵入颅内，在颅中窝或颅后窝之硬脑膜与骨板间形成脓肿。

临床表现多为体温升高在38℃左右，白细胞多超过10000/mm^3，中性白细胞比例升高。主诉有持续性头痛，有时出现脑膜刺激症状，如呕吐、恶心等。若上述症状每随耳内流脓之突然增多而减轻，同时鼓膜穿孔处可见明显搏动时，应疑及本病。

治疗方面，若疑为本病时，应立即行乳突探查术，清除病变组织后详细检查鼓窦盖、乳突盖、鼓室盖及乙状窦骨板，如有骨质破坏区，宜由此处向周围扩大，暴露硬脑膜；如各骨壁均完整，亦应将天盖及乙状窦骨板磨去少许进行观察；对硬脑膜增厚、表面有肉芽者，应扩大暴露范围，探查脓肿，排尽脓液，通畅引流，直到硬脑膜表面色泽正常为止。硬脑膜及窦壁表面的肉芽一般不宜刮除，以防损伤硬脑膜及乙状窦壁。

耳后骨膜下脓肿的临床表现和治疗

耳后骨膜下脓肿或称耳后脓肿，此病偶而可由外耳道疖肿引起，但绝大多数耳后骨膜下脓肿见于中耳乳突炎的并发症之中，为最轻的一种，预后较好。因本病为乳突腔化脓，骨质破坏，压力向外扩展形成，若脓肿穿破骨膜和耳后皮肤则形成耳后瘘管，可长期不愈。

临床表现多为耳后红肿，疼痛，压痛明显。耳膜未穿破者，触诊时波动感不明显，耳后沟存在，耳廓被推向前、外方。脓肿穿刺抽吸时，可得脓液。

本病的治疗，应早期切开排脓，置入引流条，每日换药 1 次，同时全身应用抗生素。待局部脓肿控制后，视具体情况，行乳突根治术或改良乳突根治术。

中医认为本病属“脓耳变证·耳后疽”之范畴，其病机多为邪毒内蕴，灼腐完骨。若耳内流脓黄稠，耳深部疼痛，耳后肿胀压痛，或肿胀处有波动感；全身见高热烦渴、便秘溺赤；舌红苔黄，脉数等热毒炽盛之证；应治以清热解毒，活血消肿，用仙方活命饮加味治之：金银花30g，白芷15g，天花粉15g，防风、川贝母各12g，当归、赤芍、乳香、没药各15g，陈皮12g，穿山甲10g，皂角刺12g，青黛12g，夏枯草15g，生大黄10g（后下），野菊花20g；水煎内服。若见耳后疽溃破，时溢脓水，质稀而白，疮口黯淡，久不愈合，反复发作，可补益气血，托里排脓，方用托里消毒散加味。

耳源性并发症的治疗措施和方法

耳源性并发症的治疗主要是手术，手术的目的在于清除病灶，通畅引流。从乳突探查术、乳突根治术等（包括暴露硬脑膜和侧窦壁的扩大性乳突手术）到颅内脓肿的引流和切除等，其类型和范围取决于并发症的种类和特征。

在手术治疗的同时，丝毫不能低估抗生素的作用。应注意做到及时、足量，并参照细菌学的检查结果，选用氨苄青霉素、红霉素、头孢唑啉、羧苄青霉素、环丙沙星（一般不用于儿童）、氯霉素等。颅内并发症宜采用二种以上抗生素联合用药，以静脉滴注给药为主。

耳源性并发症，特别是颅内并发症一般多有高热神昏、寒战、头痛、恶心甚至呕吐等，还应用：①支持疗法，补液、输血或输血浆，以及补充复合氨基酸、白蛋白等。②适当使用类固醇激素，如地塞米松 10 ~ 20mg/d，静脉滴注。③对颅内高压者，脱水降颅压也是十分重要的。如每次用 20% 甘露醇 1 ~ 2g/kg 和 50% 葡萄糖 40 ~ 60ml，交替静脉快速滴注，每 4 ~ 6 小时 1 次，记录出入量，并应注意水和电解质平衡。

分泌性中耳炎的中医治疗

中医认为分泌性中耳炎属“风聋”“耳胀耳闭”“耳胀痛”“耳痹”的范畴。其病机多为风邪侵袭，经气痞塞，或痰湿浊邪，上聚耳窍或邪毒滞留，气血瘀阻。

（1）风邪滞窍：感冒之后自觉耳内胀闷或微痛，耳鸣及听力减退，自声增强，鼓膜内陷，色红肿胀或见液平面。伴发热恶风，鼻塞流涕等。治宜疏风散邪，行气宣痞。方用银翘散合通气散：金银花 20g，连翘

12g，桔梗 10g，薄荷 10g。淡竹叶 10g，荆芥 10g，淡豆豉 10g，牛蒡子 15g，芦根 10g，川芎 15g，柴胡 20g，香附 10g，鼻塞重者加辛夷、苍耳子各 10g；耳胀闭甚者加藿香、菖蒲各 10g；若鼓室内有积液者，可加木通、泽泻各 10g，若为风寒壅遏肺经，全身恶寒重，发热轻，鼻塞，流清涕，耳内闷胀，听力下降；舌淡红，苔薄白，脉浮数。治宜宣肺散寒通窍。方用三拗汤合苍耳子散加减：麻黄 10g，杏仁 10g，苍耳子 10g，辛夷 10g ，白芷 10g，薄荷 10g，荆芥 10g，防风 10g，甘草 3g；水煎内服。

（2）痰湿聚耳：耳内胀闷闭塞感较重，听力下降，自声增强，摇头时耳内有水响声。检查见鼓膜有弧形水平线或鼓膜外凸。全身多有头重头晕，倦怠乏力，口淡腹满；舌淡苔腻，脉濡或滑。宜健脾升清，利湿通窍。方用补中益气汤合五苓散加减：黄芪 30g，党参 15g，白术 10g，柴胡 10g，当归 10g，陈皮 12g，辛夷 12g，茯苓 15g，泽泻 15g，石菖蒲 10g，车前子 15g，葛根 20g，木通 10g；水煎内服。

（3）气血瘀络：耳内有闭塞感，听力减退，耳鸣渐起，日久不愈。鼓膜内陷明显，或有增厚，钙质沉着，粘连萎缩；舌质暗红，脉涩。治宜活血通络，聪耳开窍。方用补阳还五汤加减：黄芪 30g，当归 12g，川芎 10g，桃仁 10g，红花 10g，全蝎 12g，地龙 12g，黄精15g，葛根15g，丝瓜络15g，路路通15g。若兼有头晕，腰膝酸软，为肾精虚弱，可加用六味地黄丸或耳聋左慈丸，内服。

第5章

康复调养

三分治疗七分养，自我保健恢复早

细数中耳炎的护理方法

中耳发炎就是中耳炎，是一种常见病。中耳炎常发生于8岁以下儿童，其他年龄段的人群也有发生，中耳炎经常是普通感冒或咽喉感染等上呼吸道感染所引发的疼痛并发症。当你出现耳内闷胀感或堵塞感、听力减退及耳鸣症状时，你就得想到自己是不是得了中耳炎。应该及时到医院确诊，并做好自我护理。

（1）吹干耳朵：每当你弄湿耳朵，不论是否有感染的迹象，应记得去除耳朵内的水分。将外耳向上及向外拉，使耳道伸直。让吹风机距离耳朵5～10cm之远，向耳内吹。以暖风或冷风吹30秒。如此可以消除细菌及真菌生长的温湿环境。

（2）游泳时请戴耳塞：爱游泳的人不要因为怕患中耳炎就不下水，你可以戴上柔软的耳塞，并选择干净的游泳池，不要在肮脏的水域游泳。洗头发或洗澡时，也别忘了戴耳塞。如果你容易患中耳炎，则保持耳朵干燥是特别要紧的。

（3）从鼻孔喷入溶液：如果耳鸣，可用500ml的温水加1茶匙盐及1茶匙甘油，配成溶液，然后装入喷鼻瓶中，喷入鼻孔直到此溶液由喉咙后面流下。如果耳朵痛，可以在看医生前使用阿司匹林止痛。

（4）热敷：用一块清洁的毛巾热敷耳部，或用热敷垫，皆可缓解耳朵痛。也可使用抗生素及营养素，严重时，则需要开刀处理，并遵医嘱适当补充营养素。

（5）勿经常清除耳垢：耳垢有若干用途，包括提供良性菌栖身处。这是耳内天然的防御措施，勿用棉花棒挖除。此外，被耳垢覆盖的耳道有防潮功效。你若经常发生中耳炎或经常与水为伍，应记得在每次弄湿耳朵后，使用干燥剂。消毒酒精、白醋、矿物油都是很好的干燥剂。将头偏一边，使耳朵朝上。将耳朵向后上方拉，使耳道伸直。滴入数滴干燥剂，晃动头部，使酒精抵达耳道的底部，再将头偏向另一边，使酒精排出来。

分泌性中耳炎应该如何护理

加强身体锻炼，防止感冒。进行卫生教育，提高家长及教师对本病的认识，对 10 岁以下儿童定期行筛选性声导抗检测。积极治疗鼻、咽部疾病。

（1）凡发生耳内堵塞感应及时寻找原因，及时排除，对疾病的恢复大有益处。

（2）鼻和鼻咽部的炎症波及咽鼓管阻塞时，则应及早使用1%

麻黄素溶液滴鼻，使鼻腔黏膜收缩，咽鼓管通畅，新鲜空气进入中耳，使耳的渗出即时吸收。

（3）如有鼓膜穿孔者，禁止擤鼻及耳内滴药；以预防中耳感染。

（4）经医生指导用抗生素预防感染。

（5）有鼓室内积液或积血者，应去医院进行治疗。

中耳炎手术后的护理方法

（1）手术后的前二天会感觉伤口疼痛或短暂抽痛，耳内有脉博跳动感、水流声或耳鸣加剧，及轻微头晕、恶心这是正常的现象。

（2）手术后头部及开刀的耳朵暂时用弹性绷带包扎，二天后由医师取下，不可以自己松绑，以免伤口出血或耳朵水肿。

（3）手术后应采平躺，头部稍微抬高，并让未开刀的耳朵朝下，以免压迫伤口造成疼痛。

（4）开刀后请吃清淡或较软的食物。如牛奶、稀饭。

（5）手术后约 6 天拆线。

（6）手术后耳道会填满塞物，所以听力会暂时变坏。1 ~ 2 周后才由医师取出耳道塞物。

（7）不要用力咳嗽或擤鼻涕，洗澡或洗脸时耳朵及敷料不要碰到水，保持伤口的干燥与清洁。

（8）耳道塞物取出后，因新修补的耳膜尚潮湿，所以仍需来门诊治疗数次，这段时间不可以用棉花棒挖耳朵，也不可以让不知详情的医师处理耳朵，以免将新补好的耳膜弄坏而前功尽弃。

（9）手术后尽量避免晒太阳及闷热的环境，经医师许可，3个月后可以下水游泳。

（10）手术后3个月、6个月及1年后须来门诊追踪检查。

急性化脓性中耳炎的预防

鼓膜外伤、鼓膜穿刺、鼓膜置管后经外耳道鼓膜途径侵入中耳。婴幼儿基于其解剖生理特点，比成人更易经此途径引起中耳感染。婴幼儿的咽鼓管短、宽而平直，如哺乳位置不当，平卧吮奶，乳汁或呕吐物可经咽鼓管流入中耳。主要症状为耳痛、耳漏和听力减退，全身症状轻重不一，婴幼儿不能陈述病情，常表现为发热、哭闹不安、抓耳摇头，甚至出现呕吐、腹泻等胃肠道症状。

预防指南：

（1）儿童在吮奶时乳汁可经咽鼓管流入中耳，因此要掌握好喂奶技巧。

（2）及早应用足量抗生素或磺胺类药物控制感染，直至症状消退后 5 ~ 7 日停药，务求彻底治愈。不可症状消退后即停药，以免变成慢性中耳炎。

（3）适当应用滴鼻药物治疗，如呋麻合剂等。

（4）理疗，如红外线、超短波等，有助于消炎止痛。

（5）全身支持疗法，注意休息，调节饮食。

（6）局部用药时要遵守医生医嘱，不乱用药。

（7）要积极治疗鼻部及咽部慢性疾病，如腺样体肥大、慢性鼻窦炎、慢性扁桃腺炎等。

（8）锻炼身体，提高身体素质，积极预防和治疗上呼吸道感染。

（9）广泛开展各种传染病的预防接种工作、陈旧性鼓膜穿孔或鼓室置管者禁止游泳。

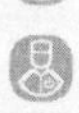

第6章

预防保健

加强护理，远离疾病

不同情况下的中耳炎预防

（1）婴儿常躺着哭易患中耳炎：耳朵和眼睛一样是人体与外界保持联系最重要的门户，而保护好宝宝的耳朵也直接影响到孩子的健康成长。

护理宝宝的耳朵非常重要，如果宝宝躺在那里哭了很长时间，眼泪就会进到耳廓里，加上分泌物和脏东西，宝宝的耳朵很容易发炎。如果得了中耳炎，会影响听力，而且恢复起来比较慢。

这个时候可以用棉棒在宝宝的耳朵里面轻轻地蘸一蘸，这样宝宝就不容易得中耳炎了。如果棉棒前头很粗，可以把前面的棉花弄下去一些，让棉花头细一点。一旦宝宝得了中耳炎，从耳朵里流出黄色的液体，家长需要及时带孩子去医院就诊。

（2）擤鼻擤出中耳炎，检查需及时：医生指出，感冒别小觑，如果擤鼻不当，小感冒可能并发中耳炎。感冒时用力擤鼻涕，会将病毒和细菌通过咽鼓管带入耳朵，易诱发急性中耳炎。建议擤鼻时最好采取一次一侧的方式，在感冒期间，一旦发现耳朵疼痛、有阻塞感等症状，应及时到医院检查。

（3）游泳时滴甘油能防中耳炎：很多患者由于游泳而导致耳科疾病。当人在水中进行憋气等运动时，保持中耳压力的平衡通道的耳咽管受到压力而发生变化时，就会变得狭窄，于是耳咽管慢慢肿胀，就会变成中耳炎。

因为油不溶于水，所以往耳朵里滴几滴油能有效防止耳朵进水。具体的方法是在游泳前，用棉签蘸点甘油滴在耳道，注意不要太多，只要一到两滴就足够，如果没有甘油也可以用香油和豆油代替。

如何预防婴儿中耳疾病

苗苗最近夜里老是哭，小手不停地挠耳朵，小脑袋晃个不停。妈妈给她一量体温，发热呢！仔细一看，耳朵里还有脓性分泌物流出来。妈妈惊问：宝宝这是怎么了？

对策：原来苗苗患的是急性化脓性中耳炎，鼓膜穿孔了。小宝宝不会说话，耳朵疼得厉害也只能用哭闹来表示，但细心的家长可以发现患此病的宝宝会有发热、不安、拒食、摇头等症状。这时，就应该带宝宝去医院检查治疗了。

中耳炎的发生率很高，因此预防中耳炎就显得格外重要了。

宝宝喂奶时不能平卧喂养，喂好奶后也不应立即平卧，以免奶汁逆流至鼻咽腔，再经由咽鼓管进入中耳。

当宝宝患有上呼吸道感染时，应注意保持鼻腔通畅，当鼻塞严重时，偶尔可用0.5%～1%麻黄素滴鼻。此外，还要注意上呼吸道感染时发生的反应性中耳炎，也会引起耳痛，使宝宝经常去抓耳朵。应当找耳鼻喉医生检查以除外化脓性中耳炎。睡觉时，经常给宝宝变换体位，以免分泌物在鼻咽腔积聚。

要学会正确地擤鼻涕：堵住一侧鼻孔，将另一侧鼻腔内的分泌物擤出。

虽然目前世界上尚无专用于中耳炎的预防针，但是研究人员发现注射流感疫苗有助于降低感染中耳炎的危险。

中耳炎的自我疗法

中耳炎，俗称“烂耳朵”，是鼓室黏膜的炎症。病菌进入鼓室，当抵抗力减弱或细菌毒素增强时就产生炎症。其表现为耳内疼痛（夜间加重）、发热、恶寒、口苦、小便红或黄、大便秘结，听力减退等。如鼓膜穿孔，耳内会流出脓液，疼痛会减轻，并常与慢性乳突炎同时存在。急性期治疗不彻底，会转为慢性中耳炎，随体质，气候变化，耳内会经常性流脓液，时多时少，迁延多年。中医将本病称为“耳脓”“耳疳”，认为是因肝胆湿热（火）邪气盛行引起。

1. 自疗要点

（1）积极治疗鼻咽部疾病，以免病菌进入中耳，引发炎症。

（2）不能强力擤鼻和随便冲洗鼻腔，不能同时压闭两只鼻孔，应交叉单侧擤鼻涕。

（3）挖取底部耳垢，应十分小心，宜先湿润后才挖，避免损坏鼓膜。

（4）游泳上岸后，侧头单脚跳动，让耳内的水流出，最好用棉签吸干水分。

（5）急性期注意休息，保持鼻腔通畅。

（6）患慢性中耳炎者不宜游泳。

（7）加强体育锻炼，增加体质，减少感冒。

（8）忌食辛辣、刺激食品，如姜、胡椒、酒、羊肉、辣椒等。

（9）不要服热性补药，如人参、肉桂、附子、鹿茸、牛鞭、大补膏之类。

（10）多食有清热消炎作用的新鲜蔬菜，如芹菜、丝瓜、茄子、荠菜、蓬蒿、黄瓜、苦瓜等。

（11）小虫进入耳道，勿急躁、硬捉，可滴入食油泡死小虫后捉取。

2. 内治法

（1）成药

①头孢拉定胶囊，每次 1 ~ 2 粒，每日 4 次。

②龙胆泻肝丸，每次 9g，每日 3 次。

③黄连上清片，每次 4 片，每日 3 次。

④穿心莲内脂片，每次 4 片，每日 3 次。

（2）单验方

①忍冬藤 30g，生甘草 10g，煎服每日 1 剂，连服 3 ~ 4 日。

②蒲公英、车前草、紫地丁各 30g，每日 1 剂，分 3 次煎服，连服 3 ~ 4 日。

③野菊花 12g，天葵子 10g，丹参 15g，泽泻 15g，白花蛇舌草 30g，分 2 次煎服。

（3）食疗方

①糖冬瓜 30g，鲜九龙吐珠叶 13 片，用 1 大碗水煎成半碗，每日 1 剂，连服 5 天。〔注〕本方对慢性中耳炎更佳。

②薏米 18g，金银花 12g，柴胡 9g，鳖甲 15g，红糖适量，将金银花、柴胡、鳖甲煎汤取汁，与另二味煮粥服食，每日 1 剂，连服 5 剂。

3. 外治法

（1）取蛋黄一枚，放锅（不要用铁锅）内加热翻炒，片刻油出滤出即可，炒时防焦。待冷却后取其油滴耳，每次 3 滴，每日 2 次。

（2）蚯蚓 5 条，剖开后洗净，放白糖 10g 左右，30 分钟后用洁净纱布滤出清液滴耳，每次4滴，每日3次。

（3）新鲜猪胆汁（或鸡胆汁）50g，冰片5g，滴耳。

（4）烂耳散少许，吹入耳内，每日3次。

（5）生大蒜2只，丝瓜1只，共捣烂，布包挤汁，滴耳，每次3～4滴，每日3次。

（6）胡桃肉捣油加冰片少许，滴入耳内。

4. 自疗误区

（1）急性期后持续有分泌物流出或存在其他症状，可能并发其他疾病，不宜延误，应到医院做进一步检查，以免造成不良后果。

（2）不可在晃动的汽车上及人流拥挤的地方挖耳内分泌物，以避免造成不必要的意外损伤。

急性化脓性中耳炎的护理方法

首先应注意锻炼身体，提高身体素质，积极预防和治疗上呼吸道感染。禁用硬物掏耳，防止鼓膜损伤。对于陈旧性鼓膜穿孔或鼓室置管的患者应禁止游泳。对于患者应注意：

（1）初期高热时，多饮开水。

（2）保持外耳道干净，但不能重拭重擦。

（3）睡眠时患耳应在下侧，同时注意不能受到压迫。

（4）如为小儿，在哺乳时，要采取适当的体位，宜头高脚低，禁止卧位喂奶。

（5）按时服药及换外用药。换药器具注意严格消毒。

（6）换药时应嘱患者侧卧或将头倾向一侧肩部，并牵引耳廓，成人的耳廓可向后上方牵引，儿童则向后下，然后滴入或纳入药物。

（7）忌进辛辣食物及酒类。患儿的乳母，也应忌以上诸物。

（8）冬天滴用的水剂，应加温一些，温度需与体温相接近。简便法：在滴药前 10 分钟，将药藏在贴身的衣服口袋里。

如何预防宝宝患上中耳炎

如何预防中耳炎？积极预防感冒或尽可能缩短感冒周期是避免儿童患中耳炎的最佳措施。要做到这一点，正确处理以下几个环节尤为重要。

（1）让宝宝的鼻腔尽可能保持清洁：如果宝宝的年龄和能力允许的话，应该教会他自己用手帕或纸巾经常擤鼻子；对于年龄尚小的孩子，可以用医用吸耳球帮宝宝吸除鼻腔中黏液。同时，医生还特别推荐给孩子的鼻腔中滴入一些润舒剂以保持鼻腔畅通。

（2）晚间在孩子的卧室内使用喷雾加湿器：空气干燥会引起鼻腔干燥甚至发炎，造成咽鼓管肿大、阻塞。请注意，加湿器必须要保持清洁，否则很可能适得其反。另外，也可以采用以温热的毛巾为宝宝敷鼻子以减轻其鼻腔的肿胀和阻塞。

（3）如果宝宝鼻塞得比较厉害，睡觉时可将头部垫得高一些，以便积聚于鼻腔内的黏液不至于流到咽鼓管内。对于一周岁以内的婴儿，可以将婴儿床的床头一端用薄枕之类的东西垫高一些；对于一周岁以上大一些的孩子，可以用比平时厚一点的枕头将头部垫高即可。

（4）及时注射流感疫苗。

（5）少含奶嘴，少吸二手烟：现在很多父母喜欢让宝宝平时含个奶嘴在嘴里，这种小道具虽然能让孩子保持安静，但实际上却会大大增加孩子感染中耳炎的危险。研究发现，频繁的吸吮动作容易使病菌从鼻腔后端进入到咽鼓管，无论您选用的奶嘴采用了多么先进的工艺技术，都会不可避免地会增加宝宝感染中耳炎的危险。

最近芬兰的一项针对18个月以下幼儿的研究中，研究人员将受试的孩子分为两组，其中一组可以随时使用奶嘴，而另一组则将使用奶嘴的时间降低了21%，一段时间后，后者的中耳炎感染率比前者低29%。尤其应该注意的是，除非宝宝马上要睡觉，否则应该尽量避免使用奶嘴。

根据最新的研究结果，吸入二手烟会使幼儿中耳炎感染率增加19%，每年因二手烟而患上中耳炎的幼儿多达120万。加拿大一份研究报告显示，3岁以前每天接触父母二手烟的幼儿患经常性中耳炎的比率是其他同龄幼儿的两倍以上。香烟的气味会刺激孩子娇嫩的鼻腔和咽喉，使病菌更容易在这两个部位存活繁殖，从而降低抵抗力，一旦病菌进入到中耳，就容易造成感染。

如何预防中耳炎再次发作

慢性化脓性中耳炎往往容易复发，并且时常流脓，但经治疗后流脓停止，身体稍微不舒服，又要复发流脓，尤其小儿更是多见。因此，许多患者都希望能有一种好方法可以预防慢性化脓性中耳炎的反复发作。

中耳炎预防的关键在于找出复发原因，如某些患者除了化脓性中耳炎外，同时伴有慢性鼻炎、变态反应型鼻炎、鼻咽炎，慢性扁桃腺炎等疾病。因此，治疗慢性中耳炎时应注意将这些疾病一同治疗，才能达到较好的治疗效果，减少复发。在治疗慢性化脓性中耳炎时，医生除了给与治疗中耳炎药物外会同时开麻黄素滴鼻液，就是为了同时治疗患者的各种伴有疾病。

慢性化脓性中耳炎患者，鼓膜一般容易穿孔，所以平时洗脸，洗澡是避免污水进入外耳道内。有中耳炎的患者最好不要游泳，不然，耳内脓汁会污染池水，影响公共卫生，同时污水灌入外耳道也会加重病情。即使耳朵不流脓也需经医生检查鼓膜完全长好后才可游泳，否则污水灌入极易复发。

患者平时应注意加强身体锻炼、合理营养，增强抵抗力，避免疲劳过度、烟酒无节制。感冒是慢性化脓性中耳炎的重要原因之一，平时要注意避免感冒，感冒后鼻涕多时，要注意擤鼻方法，即用手指压住一侧鼻孔，稍用力向外吹气，对侧鼻孔鼻涕即可擤出。如果鼻涕过于黏稠不易擤出，可滴麻黄素药液，使鼻腔黏膜血管收缩，鼻腔扩大，然后擤鼻，预防鼻涕进入耳内引起复发。

宝宝中耳炎要如何护理

65% 的宝宝在出生后的第一年内，至少会受到一次耳炎或其他听觉器官疾病的侵扰。如果染病宝宝没有得到及时的治疗，可能会导致失聪甚至危及生命。

（1）症状表现：中耳炎是宝宝发生耳痛的一种常见病因，宝宝常会感觉到耳朵跳痛或刺痛，在吸吮、吞咽及咳嗽时耳痛就会加剧。较大的宝宝会说耳痛，但婴幼儿由于不能表达自己的想法，常表现为烦躁、哭闹、夜眠不安、摇头或用手揉耳等。由于吸吮和吞咽时耳痛会加剧，所以患中耳炎的宝宝往往不肯吃奶。

（2）发病原因：这主要与宝宝的耳部解剖特点有关。与成人相比，宝宝的咽鼓管位置呈水平状，且较宽、直、短，故宝宝患上呼吸道感染时，鼻咽部的细菌或病毒容易通过咽鼓管侵入中耳，引起急性化脓性中耳炎。患中耳炎的宝宝还常伴有发热、畏寒、呕吐及腹泻等症状。

如果孩子有不肯吃奶、夜间啼哭、摩擦单侧耳朵、部分听力丧失或耳朵出现排泄物等症状，就应该考虑是否为小儿中耳炎。应该特别指出的是，耳内渗出的积液如果留存达 3 个月患儿就可能丧失部分听力。因此，不论是急、慢性中耳炎，家长都应带宝宝积极治疗，不可拖延。

另外，宝宝反复患急性中耳炎，还可能与免疫功能异常有关系，最好去正规的耳鼻咽喉科室确诊。一般来说，宝宝中耳炎在感染完全控制、炎症完全消退后，穿孔的鼓膜可以自然愈合。

现在还有不少家长用偏方治中耳炎，也就是将某些中药或药片磨成粉吹进耳朵里，这是很危险的。如果药末堵塞鼓膜的穿孔处，内耳鼓室内的脓液引流不畅，长期刺激、腐蚀鼓膜，可使炎症向周围组织扩散。严重时脓液可向颅内蔓延，引起硬脑膜外脓肿、化脓性脑膜炎、脑脓肿等并发症。颅外并发症如耳后骨膜下脓肿、迷路炎和周围性面瘫等，这些并发症的发生将会有生命危险。

（3）积极预防：预防宝宝中耳炎，必须做好宝宝的冬季防寒，积极预防感冒，避免病菌感染。

婴幼儿患中耳炎往往和喂奶姿势不正确有关。有的妈妈或保姆在喂乳时图省事，让婴儿平卧喂奶，或人工喂养时喂奶过多、过急，使婴儿来不及吞咽而呛咳，均可以使乳汁逆流入鼻咽部，从咽鼓管进入中耳而致急性中耳炎。因此，预防中耳炎需注意喂乳姿势，应该抱起婴幼儿来喂乳，人工喂奶时不要太多、太急。

（4）居家护理：平时要注意宝宝的口腔卫生，宝宝感冒后鼻腔分泌物较多时，不要捏住两侧鼻孔擤鼻涕，正确的方法是压住一侧鼻孔擤鼻涕，然后换另外一侧。但当宝宝鼻塞特别厉害时最好不要擤鼻涕，以防鼻涕和细菌经咽鼓管进入中耳，引致急性中耳炎。